從一個
沒有名字的病
開始　著——何美鄉

新冠疫情，
人類的奇幻之旅，
終結與再出發。

謹以此書獻給所有不幸被捲入新冠疫情風暴的人。

推薦序
以科學及人文的知識審視新冠疫情

賴明詔院士

　　隨著醫學的進步，許多危害人類的傳染病逐漸被克服，例如小兒麻痺、天花及登革熱等。醫學界也充滿了自信，以為傳染病不再是人類的公敵，可以用疫苗或藥物控制解決；沒想到這個自信很快就破裂，史上只有天花被徹底消滅，而愛滋病卻無法根除，而且愛滋病疫苗屢試屢敗。更令人失望的是，新興感染病不斷地出現，顯示現代醫學的缺陷。這本書就是討論 COVID-19 這個到目前為止，影響人類健康及社會秩序最巨大的傳染病。

　　歷來傳染病對人類的衝擊主要是危害健康，但是20及 21世紀的爆發，如SARS及COVID-19病毒，不僅影響人類健康，對全球經濟、政治、文化、社會的影響更是嚴重，因此不能只從醫學的面向來討論，應該更進一步整合各種觀點，加以全面審視。因此要介紹這個傳染病得具有科學及人文的知識素養，何美鄉博士就具有這樣的條件。

何博士的求學過程從醫學轉到流行病學，她有獨特的背景和視野，可以從各種不同的角度來探索一個疾病。她具有敏銳的眼光，能夠深入問題的核心，分析中肯公正，又有親和力及表達能力，經常在媒體上解釋病情。她擅長以淺顯的文字表達複雜的數據和理論，因此她作為主角的節目都很受大眾歡迎。

　　COVID-19包含很多議題，首先她討論病毒如何開始傳播與流行病學。她提出新冠病毒有動物傳給人類，或是由實驗室所傳播的正反意見及證據，這是一個無法證實的「羅生門」。書中亦討論新冠肺炎的病理機制，清楚列出防疫重點及治療路線。最後討論藥物及疫苗的研發，因為病毒有極高的變異性，而且病毒不可能完全消失，所以需要不斷有新疫苗。這本書包括一些大家不熟悉的疫情實況，這些數據和資訊對未來防疫及控制疫情將很有助益。

　　這本書文字優美、科學的名詞及內容簡潔易懂，將是讀者瞭解新冠病毒的絕佳幫手，特以推薦。

本文作者為中央研究院院士暨冠狀病毒學家

推薦序
用科學證據為防疫指引正確方向

林氏璧醫師

　　我和何美鄉老師多次在公視《有話好說》節目同台，為台灣朋友分析疫情相關訊息，我一直在跟老師學習。

　　其實我認識美鄉老師已久。我還是一個小住院醫師時，有幸參與張上淳老師當試驗主持人的新型流感H1N1國光疫苗的臨床試驗，而美鄉老師為這個疫苗付出了極大心力，在大家一同努力下，讓台灣可以自製新型流感的疫苗。當時我就對老師從臨床醫學走到公共衛生，成為臨床流行病學家的經歷感到印象深刻。

　　新冠病毒是個充滿未知的病毒，在這兩年多來，科學界也都在摸索，很可能沒有真正的專家。但至少專家們基於對之前感染科學、病毒學、免疫學、公衛、疫苗臨床試驗的知識，在證據未明之前，可以做出比較公允的解讀。我從美鄉老師身上學到最重要的事情，是我們要努力找證據，客觀地解讀科學數據，試著為國家人民整理出已知的最好證據，為

防疫指引正確的方向。

　　歷經兩年多的新冠疫情，人類應該是終於接近戰役的終點了！何美鄉老師在此時回頭收集了過去兩年來科學界對新冠病毒、疫情、疫苗、免疫反應的研究成果，以深入淺出的方式為社會大眾解讀。美鄉老師形容這本書是記錄人類歷經疫情的防疫過程，如何增長知識，讓知識成為防疫最有效的後盾，也記錄下人類史上非常獨特的一段經歷。

　　做為同樣一路觀察這些科學知識累積的一份子，對於我這個感染科醫師來說，這本書讀來實在是非常有感，也讓我想起這兩年多的許多片段。

　　在這本書中，你可以看到許多問題的解答，包括：

　　Omicron是否會成為新冠病毒的代表，未來長期與人類共存？還會有下一個希臘字母大魔王嗎？

　　長新冠到底是什麼？誰容易有長新冠？怎麼治？好得了嗎？Omicron感染者的長新冠又是如何？

　　我們該如何看待重複感染這件事？重複感染的症狀一定更輕微嗎？

　　自然感染加上疫苗接種所造就的「綜合免疫」（Hybrid Immunity），是否是結束大流行的關鍵因素？

　　如何客觀用死亡率、超額死亡、死亡位移來評估各國的防疫成效？

　　新冠病毒會與我們共存很久，就如同流感病毒一般。因

此雖然大流行可能結束，但我們還是要知道如何能避免新冠重症的方法。真的只有打疫苗一途嗎？不是的，老師在最後還苦口婆心告訴大家，減少重症，其實和你的飲食與運動非常相關！

讀完此書收穫甚豐，有點像上完了何美鄉老師滿滿一整學期的課呢！對於這兩年多來有些我自己仍有所疑惑之處，亦獲得很好的答案。誠摯推薦本書，給所有為台灣防疫盡過努力的每一個人。也希望你能如老師後記中所說的，看見一路走來科學界真的努力過了。我們應該有更多的感恩之心，少挑點毛病，會有更多的幸福之感。

本文作者為前台大感染科醫師

大疫之後，細思極恐；
大道至簡，以變應變！

楊斯棓醫師

新冠疫情自2020年初擾亂世界，兩年半後，終漸平息。

如果有人不同意台灣的生活步調已漸回常軌，我想請他搭趟高鐵，感受一下人流。又或者，我會請他閱讀超商龍頭業者的財報，確認是否今年8月已經比2019年8月營收還高？若跟去年相比，已成長幾成？

2020年1月中旬，值疫情悄然造訪台灣之際，末期腎病撐了幾年的家父也終於成了得規律洗腎的病人，每週二、四、六都要血液透析四小時，臨時要安排住所跟交通已經讓人焦頭爛額，家人日夜承受的「千萬不能染疫」的照顧壓力，可想而知。

2020年10月我出了書，當時疫情控制平穩，一連三個月，北、中、南、東我順利在十多場公開或企業內部的新書讀友會上恣意開講。

2021年1月，連美國都還大缺疫苗，甚至有多間美國醫院因分配疫苗不公，被司法介入調查。在民主國家，政府有責任讓民眾對公平分配疫苗有信心。

同年4月21日起，台灣已經得以自費施打新冠（武肺）疫苗，但極少人預約，大多數人仍在觀望。

同年5月，台灣經歷最艱難時刻，從「嘉玲」到疫情驟然蠢動，當月15日，政府規定雙北停止室內5人以上、室外10人以上之家庭聚會和社交聚會，並避免不必要移動、活動或集會。

當時疫苗不足，竟有許多政治人物倡議中國疫苗入台，但弔詭的是，同一群人，卻一個個被發現，利用種種管道打了英國AZ。若台灣當時接受了中國的「善意」，大多數台灣人因此打了中國製的科興或國藥，今天又將是怎樣一片風景？當時很多電台散播謠言，有些司機也樂於轉傳，譬如說某人女兒因為沒得打疫苗，到了美國本來準備繼續留學生涯，卻被原機遣返云云。我的摯友對此謠言嗤之以鼻，他因為公司要求需盡快打上疫苗，所以在沒有施打任何一劑疫苗的情況下先飛到美國，當地有些機場裡面就有施打站免費為各國旅客施打；有些機場附近的藥妝店，事先預約也可施打，所以絕對不可能發生「沒有疫苗，飛到美國，被原機遣返」這種事，但類似擾動人心的種種謠言，層出不窮。

日本頂住中國壓力，在6月4日，率先捐贈124萬劑疫

苗給台灣，此後美國也派軍機送來疫苗，解了台灣燃眉之急，台灣得以從最艱難一刻脫困，俯伏前行至今。

另有一群人則質疑所有疫苗，持「疫苗有害論」。疫情期間，我接受到不只一位好友好意提醒我可以購買「伊維菌素」取代疫苗接種。

接受三劑疫苗後，我亦曾染疫，忍耐一週喉嚨不適跟發燒後，安然過關，過程中，亦有好友送來「清冠一號」，對方認為可以減輕我的不適。

關於該如何看待「伊維菌素」及「清冠一號」？我推薦林慶順教授的《健康謠言與他們的產地》一書。

何美鄉博士（私下我稱何老師）曾分享「無敵星星就是接種三劑疫苗加自然感染」，照著這個劇本走的我，近日繼續接受第四劑疫苗，我一共打了兩劑AZ、兩劑高端。周遭人不時問我，疫情是否會再度襲來？如果再來，就算疫苗無虞，我們自身可以做一點什麼，以提升存活率？

拙文通篇重點的闡述以及提問的釋疑，答案通通都在具內科醫師資格的國際流病專家何老師的《從一個沒有名字的病開始》一書中。

本文作者為方寸管顧首席顧問暨《人生路引》作者

推薦序
面對刻不容緩的疫後課題與挑戰

陳秀熙教授

　　閱讀此書宛如聆聽了一場世紀交響樂章，由SARS為導引的前奏曲，樂章短暫但擲地有聲，提醒人類萬事皆有因，但需洞燭機先。序曲為新冠病毒爆發與大流行，雖為序幕，卻揭開了此病毒的神祕面紗，演繹了新冠病毒的來由與病毒對人類的影響。其中的新冠病毒變異又似序曲中的變奏曲，引人入勝，也掀起「鐵幕防疫」與「民主防疫」兩種平行世界樂曲鮮明的對比，也彷彿進入2022年俄烏戰爭，俄國及烏克蘭背後所代表「極權」及「民主」交響曲寫照。

　　來到間奏曲，描述了人類如何在狡猾、聰明又善變的新冠病毒中，由D614G歷經alpha、beta、gamma、delta，至不遵守遊戲規則的Omicron，使用各種公衛防疫及疫苗防疫來抵禦病毒侵襲。間奏曲中的各段樂章，解惑了讀者可能會覺得新冠病毒感染及疫苗防疫，如同孫悟空疫苗難逃病毒魔掌，一山仍比一山高，人外有人天外有天，背後所隱藏的原

理及哲學。雖然疫情即將來到終曲，仍然有許多科學未解的問題，正如同此次疫情我所提倡的：人類應由此次新冠肺炎大流行，學習「防疫文明」，化危機為轉機。因此我最欣賞何教授在終曲所云：「當我們迎接疫情終結的曙光之際，讓那終點，成為新的起點。」的確，經歷了這次大流行，我們仍需更謙卑地從病毒及錯誤經驗中重新學習，以面對未來新興傳染病的挑戰。

本書作者何美鄉教授，可說是解決傳染病的「如來佛」，由解悟孫悟空頑童新冠病毒，帶出如何教導及啟示人類。自一個沒有名字的病開始，你我不僅經歷人類與冠狀病毒之戰役，也見證歷時三年新冠肺炎全球疫情從大流行逐漸轉變為地方流行。得以如此，源於我們能運用基礎醫學、公衛及臨床知識，以科學化的方法去瞭解病毒。而何教授這本著作，正好在此疫情緩解的時間點，從科學角度為此傳染病做了最佳闡述與註解。台灣在 2003 年面對同屬冠狀病毒 SARS 的防治經驗，為這三年 COVID-19 的防疫提供了醫療、衛生與公共決策的基礎，但新冠病毒的快速變異特性，以及所引起的廣泛發炎反應，仍對於台灣民眾健康帶來相當程度的威脅，各種防疫措施不僅造成生活型態轉變，也衝擊社會以及醫療照護的韌性。

所幸在生物醫學科學的支持下，多種對抗新冠病毒的疫苗以及對於輕度與中重度新冠肺炎的治療藥物研發進展快

速，在最有效率且兼顧安全與最大效益下，提供新疫苗與藥物給民眾。何教授以其廣博的科學素養、投入防疫的豐富入世實務，透過病毒學、免疫學、創新疫苗研發、臨床藥物發展、多重健康因素影響，以全面宏觀的角度、深入淺出的文筆，為這三年的科學防疫之路筆耕為文。相信歷經此波全球疫情的世代，在知識汲取之外必定深有所感。

我自1996年由英國劍橋大學返國後認識何教授，至今約25年，她是我最尊敬的國際級傳染病專家，對於國內外重要新興及棘手傳染病，如結核病、愛滋病、腸病毒等，貢獻卓越，可以說是傳染病院士國寶等級，也是開創國內疫苗學術及產業結合的拓荒者及疫苗長期守護神。此次新冠肺炎大流行，她更是由學術走入人群服務社會，我與有榮焉。如同何教授在文中所舉，科學界以無償方式將最新的知識提供給全球民眾，以科學防疫促建善的循環，帶領全球防疫向前推進。在疫情趨緩的當下，此書值得細細品味，回顧與學習新冠病毒帶給人類的重重考驗，面對未來我們仍有許多刻不容緩的疫後課題與挑戰，與您共勉。

本文作者為台灣大學公共衛生學院教授

我們是醫生，
面對一個沒有名字的病

　　2003年4月初，晚上11點鐘，在廣州市某一間不是很吵鬧的酒吧，這是我們唯一的共同空檔。酒吧也是唯一還開著的公共場所。

　　昏暗的燈光下，依稀可以分辨出那是一張很年輕的臉──一個剛得過SARS的醫學院學生。他以超乎他年齡的平穩沉著，述說他親身的經歷。

　　當時那是一個源於中國，正在對外擴散的新興病毒。教科書裡沒有這個疾病的資訊。一直到2010年，我才為一本傳染病的教科書，寫了SARS病毒的篇章。但在那個時候，醫生們必須在沒有資訊或很少資訊的情況下，做出相關決定。如果可以的話，他們也會盡量從各方面收集資料，比如說造訪廣州這個疫情的發源地，就是很多流行病學家都會想要做的事，況且我還是受委託前往考察的。原本是還有一位

臨床醫師及一位病毒學家的三人組訪視團，但在臨上飛機之際，才發現其他兩位都因家中有事不能同行。

那位學生以低沉的聲音開始說話，比較像是在對他自己說話。大部分的時間，他微微低著頭，應該是在沉思，或專注於重回他那非比尋常的經歷。

……發燒數天後，我決定去找我的老師：「我想我得了那個病。」

但他好像一點都不驚訝，說：「那我們就來治療你。」

那個病！

那個沒有名字的疾病！多麼似曾相識的場景。

瞬間，我回到了洛杉磯，穿梭在郡立醫院的走廊。貧窮、老邁，還有那些處於社會邊緣需要幫助的形形色色人種，是郡立醫院病患的常態。但有一段時間，醫院裡頻繁出現一些超乎常態的病人，他們看起來年輕、衣冠時尚，除了發燒之外，他們算是健康、五官端正，甚至有些還稱得上英俊。他們的出現與我們醫院的常態一點都不相容。他們被轉診到感染症的專責病房，因為他們在發燒，卻找不到明顯的診斷。從頭到腳，我們把可能導致發燒的病原體都找過一回，但什麼都沒找到。

一個又一個，我們以「不明原因發燒」為入院病因。那是1981年，當時愛滋病毒還未被發現，我們看到的是早期且初次被感染的愛滋病人，病毒在剛剛進入的血液細胞裡繁

殖，還只有發燒症狀，算是免疫系統對病毒入侵的抗議。他們的免疫力還未被破壞。最後，在他們出院的診斷書上，我們還是寫下「不明原因發燒」。

我們對他們的健康一點幫助都沒有。

1981年6月，美國疾病管制與預防中心剛在流病週報（MMWR）發布一則洛杉磯的六個人群集感染，都是20、30歲的年輕男性，感染原是一種屬於伺機性感染（opportu-nistic infection）的肺炎案例，這種病原在環境中處處皆是，對一般健康人沒有影響，但對免疫力不健全的人，就會造成所謂伺機性的感染，通常死亡率相當高，主要反應的是病人本身的免疫力已經受損嚴重。我們在晨會（每天早上醫師們聚集討論病人的診斷與治療）討論時，有人提議，我們所收治的發燒病人與那些伺機性感染的病人，應該是相關的。但因為兩組病人的臨床病徵有所差異，我們於理無法將他們歸為一類。但冥冥中，我們都認為他們是相關的。

當時，我剛踏入臨床醫學的訓練，感染症深深吸引著我，每一個病人，至少都有兩端的訊息要呼應思考：一端是病原，另一端是病人本身。感染科的病人不唱獨角戲。而感染症可以涉及全身的任何系統、器官或組織，常常需要給一個全面的故事，處處充滿挑戰。最重要的是，大部分的病人，我們都可以將他們醫治痊癒，只要他們不要等到最後一分鐘，讓那些病原在他們體內占了上風。這叫做當醫生的成

就感，也可以是即時的成就感。當然，偶爾也會有像那些不明原因的發燒病人出現，而那種挫敗，我們也會默默承受。

———

說到成就感，最終我離開臨床醫學，走向公共衛生。我告訴我自己，「若是可以從源頭探討，瞭解問題的成因，從根本來預防疾病，不就事半功倍？」這樣可以幫助的人應該會更多。

不過我仍不改對傳染病的偏好，理所當然，我就成為傳染病的臨床流行病學家。

那時，我還未意識到，新興感染症的紀元已經降臨了。在後來的30、40多年，新興感染症成為我們傳染病醫師專業生涯很重要的一部分。我的傳染病知識與歷練，隨著一個又一個新興感染症的出現而增長。當新興感染症出現時，不管是發生在哪裡，傳染病醫生／學者，都會在第一時間開始收集資料，彷彿明天病人就會出現在眼前一般。因為在20世紀，任何一個傳染病，不管發生在多遙遠，都可以在瞬間變成咫尺之近。

研究是控制新興傳染病很重要的一環，收集資料是要為不時之需做準備。但撇開服務層面，新興感染症與人類的交集，所蘊含的是那些我們永遠割捨不下的人類故事，生死的交集最能激發深層的人性。此外，還有病毒的神祕面紗背

後，自然界生物的奧祕，又是多麼誘人。病毒的分子如何作用在人類細胞的另一個分子？跨宿主傳播的病毒需要做些什麼適應？一個個因感染而喪命的人，又是透過哪一種致命的致病機轉？現有醫療藥物可有介入的機會？疫情上揚之際，回答以上任何一個問題，都有可能變成控制疫情的工具。科學界在與病毒賽跑。

「每一個生物現象，都可以縮減成分子機制。」偶爾有機會對高中生講課，我一定以這句話當開場。因為就是這個分子生物機制的剖析，深深吸引了我，讓我在高中時從文科轉讀理科。講課，就是要把最動我心的那一塊，傳遞出去。

你看到沒？我試著告訴你，不管是行醫或公共衛生，服務本身的背後，是那充滿引人入勝且奧祕無比、無遠弗屆的知識領域。當新興感染症出現之際，這些知識是蒙上一層面紗，科學家竭盡所能、有時也會出生入死，為的就是要揭開這層面紗，這些科學人內心的驅動力，雖然有服務的務實面，但也是可以獨自存在，無關乎周遭的環境。

新冠疫情出現，從病毒與流行病學的屬性，一再顯示這個病毒不會消失（2020年2月我就提出警訊），我們要研發疫苗與藥物，進入長期抗疫的狀態。但我沒能預測到的是，變異株會不斷出現。原本計畫疫苗上市、接種疫苗、疫情結束，一切回歸過往的常態。但一次又一次，我們調整了防疫目標，因為新的變異種出現。病毒進入新宿主之後會持續變

異，原本這只是教科書裡的理論，現在我們目睹新冠病毒真的徹徹底底將這套理論付諸實踐，而且還鍥而不捨地突變與適應，科學界還不能確定，這個適應過程穩定了沒？

過去兩年來，美國國家醫學圖書館的 PubMed 網站（全球生物醫學界最常搜尋的文獻資料庫），已累積高達 28 萬多篇的科學文獻，相當於每天平均 300 篇。在退休前，我就立下一個人生的新方向，可以的話，我會盡我能力，拉近那些知識「有」與「無」的族群之間的距離。這其實是流行病學應用的精髓，縮短因社會不公所造成的健康不對等。英美的文獻都有報導，社經資源較不足的群族有較高的新冠死亡率，真正的原因很複雜，但防疫知識的有或無，扮演一定角色。面對新興感染症，眾人最需要的就是有用的知識，無論是對病毒的認識，還是防疫的方法與原理。

有多少人注意到，2020 年新冠疫情浮現之後至今，不管是哪一個科學刊物，任何有關新冠的科學文獻，都是完全免費公開的？在 2020 年 1 月 24 日，當我注意到最早出現的那兩篇有關武漢肺炎病人的文章是免費公開時，我的心一陣悸動。畢竟，在關鍵時刻，人類是善良、有智慧並公義的。

疫情讓很多事情陷入停擺狀態，而每日閱讀有關新冠的科學文獻，成為我不自覺的慣例。開始時，對文獻所用的研

究方法是否正確，有諸多質疑。流行病學的研究一定可以收集到一些數字，但數字是否有意義則與方法息息相關。隨著時間的流逝，更多人確診、更多人死亡，病毒奧祕的面紗依循一定的規律，慢慢被掀開。我記錄下這層層面紗下所呈現的第一印象，之後用我腦中的字典，將這些知識分類。過程中，我也會選一些可能有助大眾的資訊，放在我的FB上。因為我可以讀懂這些知識，於是我把它們寫成大家都看得懂的文字，盡我能力所及，縮短知識「有」與「無」的族群之間的距離。

———

當商周詢問我寫書的意願時，我居然沒有太多猶豫就答應了。這本書是我對知識的好奇與熱中所產生的果子。因為是新興感染症，肯定有很多醫學專業人士也沒能跟上這快速累積的文獻。書中的關鍵資訊，也都附上參考文獻的出處。更重要的是，我用的是40年來對傳染病的熱愛所累積的專業常識與知識，將科學新知轉譯成眾人可以瞭解的語言。

當前全球新冠疫情的防治，不管是疫苗和藥物的研發、處理疫情的系統，還有對病毒研究的掌握，處處皆受惠於2003年那曇花一現的SARS疫情、中東的MERS病毒，以及2014年西非的伊波拉疫情。每一個疫情，都像給我們一次預演的機會，準備好一些道具。面對一次次的疫情時，我們

都會有更多一點準備。或許你不滿意新冠疫情對你生活帶來的衝擊，但你的情況肯定不是最糟糕的，因為你還活著。就全球而言，更慘的狀況比比皆是。幾百萬人失去生命，上千萬人失去所愛。

我們的科技，還未找到更友善的方法克服人類無謂的恐懼，隔離染疫的垂危病人。

SARS疫情可謂是新冠疫情的前奏曲。人類對新冠病毒的防疫準備，是從2003年的SARS就開始了。我選了那位感染SARS的廣州醫學生的故事，做為本書的開場，面對染疫後可能的死亡，他的故事洋溢著有智慧的冷靜與善良。他說：「只有我的免疫力可以幫助我，那我就要努力地活到那免疫力可以發揮功能的那一刻。」他能夠將教科書的知識，應用於主觀的經歷，我們透過閱讀，也跟著走一遭染疫的歷程。同時透過他的故事，感受一個醫生首度面對新興感染症的浮現，在極權國家之下，不准許公開討論與腦力激盪，使得行醫看病變成一個非常孤單無助的旅程。

這就是那些沒有名字的感染症，剛出現時的樣貌。病人可能陸續出現在不同的醫療院所，對於新疾病的浮現，要如何及早警覺，就需仰賴公共衛生體系的疾病監測系統，並建立暢通管道來偵測不明原因的疾病。

中國在2019年展現了他們生物科技的先進，可以很迅速解析未知的病原的基因，但是很可惜，中國公共衛生體系

對不明原因疾病的監測，似乎仍不脫2003年由上而下、封閉式的管控模式。

本書的每一個章節都傳遞一些我認為重要或有趣的訊息，不需要專業知識的背景都可以瞭解。但每一個章節，也都提供生醫療專業知識參考文獻，讓有需要的讀者可以延伸閱讀。

新冠病毒所帶來的，不會是最後一個沒有名字的新興疾病。或許透過本書系統性的呈現，能讓你看見新冠疫情是一個激勵我們「重設」的機會，就像一部用久了的電腦，重設一下系統，讓它更合乎需求。我們可以藉助新冠疫情的啟發，重設我們的心態、價值觀、生活、社會，甚至國家政策或國際秩序。假如我們的未來可以是「疫後的更好」，何須堅持回到疫情以前的好？

何美鄉，2022.08.06，於南港

目 錄

第三部 | 守好這一局，開啟防衛行動

第四部 | 新防疫未來式

前奏曲
那個沒有名字的病 *

他意識到，死亡對於他，不僅像他感覺到的那樣隨時具有可能性，而且是一種很快就會發生的事實。

—— 馬奎斯，《愛在瘟疫蔓延時》

　　1月26日，醫院裡來了一位發燒的肺炎病人，他在31號病床。不論我們給什麼抗生素，他仍高燒不退。到了1月31日，我們決定把他轉到附二院的感染科病房。那天我值班，早上收了兩位病人後，主任要我隨救護車護送肺炎病患轉診，因為他的呼吸功能不穩定。

　　在救護車上，病人咳嗽不已，每一陣連續咳嗽，都會咳出帶有血絲的濃痰。他把痰吐在衛生紙上，咳完後，我急忙為他罩好氧氣罩。就這麼反反覆覆，咳嗽、戴好氧氣罩，短短20分鐘的車程，救護車裡滿是沾有血絲濃痰的衛生紙。

　　救護車司機在第二天就發燒生病，且不幸於一個星期後

---

* 2003年4月，我至廣州市訪問一位感染SARS的學生，當時還是醫學院五年級生的他，親身歷經了SARS的可怖，並有幸挺過病毒攻擊，與我分享他的經歷。我以第一人稱角度，為他留下這則動人的故事。

過世。他的大體經驗屍採集到的檢體，成為北京病毒所的五個典型標本之一。聽說那天送完病人後，救護車是他清理的，他用手把滿地的衛生紙撿起來。我也不知道為什麼當時沒有警告他那些衛生紙的危險性。

2月1日至7日是春節假期，醫院裡只有少數人值班。我家在外省地，今年輪到我值班。2日下午，我回到內科病房作病例紀錄，那天氣溫大約10度左右，我多加了件毛衣。在寫病例時，我頓然覺得冷，而且愈來愈冷，那種寒勁似乎是打從內臟深處竄出。原以為是因為醫院較冷，但我覺得愈來愈不舒服，於是回到宿舍，坐在書桌前看書。沒多久，那股寒意蔓延四肢，我甚至冷得止不住發抖，再多加上幾件毛衣都沒幫助。我的身體為了盡可能幫我製造熱能，拚命地發抖，抖到後來都有肌肉抽筋的感覺。

「肯定要發燒了。」我想，試著要躺到床上去。從書桌到床邊，僅僅兩步路，我卻渾身無力，雙腳怎樣就是使不上勁，明明床就在眼前，卻感覺怎樣都走不到。

那天我除了起來拉了兩次肚子外，就一直裹在被窩裡。期間同寢室友回來了一下就離開，我除了請假，沒告訴任何人我不舒服。

3日早上，我到急診室去，他們給了我一些退燒藥。吃了後，燒有點退，但下午又復發，於是我再度回到急診室。這次他們給我一些抗生素，沒作任何住院的建議。我就在宿

舍的被窩裡再熬了兩天，沒與任何人聯繫，也沒任何人來看我。

腦袋昏昏沉沉之際，我閉著眼睛，或許是醫者的本能，想替自己追溯感染源，於是想起醫院上個月收了兩例非常嚴重的肺炎病人，一例救活了，另一例沒救成功。我們都很清楚，那位來自河源市的病例，在轉診之前，已感染了好幾位醫護，只是沒有人多談此事。當自己處在極度不舒服的時候，那些原本不提的事情，反而格外清晰。

兩天後，我開始咳嗽，那時已經是我發燒後的第四天，我終於接受了那個我不願面對的事實。

我到主任辦公室，說：「我想我得了那個病。」

「那你就住院吧！」

主任的臉上沒有任何表情，好像這一切都在他的意料之中。後來我才知道，其實他自己也在發燒，而且當時醫院裡陸續有多位教授、住院醫師，以及與我同期的另一名同學出現發燒症狀。

▍靜待我的免疫力來拯救

我被安置在31號病床，雖然滿不情願的，但他們告訴我院裡就只剩那張床了。本來是三人一間的隔離病房，現在只放一張床，因為前一位30號病床的病人也被感染了。我

刻意不去思考死亡，但可能孤伶伶一個人死在這張床上的念頭，時而潛入我的意識裡。

就好像馬奎斯的小說《愛在瘟疫蔓延時》書中的一幕，老鄔必諾醫師在確信自己得了霍亂之後，就把自己關在醫院的小儲藏室裡。他把一生最後的幾小時，用來寫下他對人生和妻兒的鍾愛。他人生最後一程的孤獨與疏離，一直持續到他死後。他的屍體與其他因疫病而往生者一起火化，連他最愛的家人都不能見他最後一面。這故事的背景是一世紀前的拉丁美洲。但在此時，21世紀初期，我，這位即將畢業的醫學生，不也正踏上同樣孤獨與疏離的最後一程，邁向死亡嗎？彷彿一百年來所有偉大的醫學科學進展，對疫病死亡者都沒有任何貢獻。

「我此刻的經歷，應該就是自古以來那些因疫病而喪命者，必經的一段孤寂旅程吧！這是一個多麼具啟發性的經驗，可惜我就要死去了，要不然，這個經驗一定可以使我成為一個更好的醫生，至少成為一個更好的人。」我活躍的思路奔馳在疫病與孤寂的人生末路上。這個想法已占據我整個身體與意識。

誰會想到一個人死亡時，陪在身邊的不是家人朋友，而是生長在自己身子裡的某種微生物病原？這些微生物用你的生命來換取他們的活力。從生態學的角度，嚴格說來，生物元素代代循環，一樣都不多也不少，也算公平。不過，對於

我的身體何時進入這自然生態的循環，我還是希望能有點自主權，至少不要是現在。

入院時，胸部Ｘ光片顯示我的左右肺部都有些陰影。我的體溫一直沒降，咳嗽也持續著，任何一個小小的刺激，都可以引發一陣長達數分鐘的連續性咳嗽。主任在我住院期間曾來探望：「你會沒事的。你的胸部Ｘ光片看來沒有惡化。」我知道他在騙我，我的肺部正在持續惡化中，我在夜裡偷偷看過Ｘ光片。但我可以體諒他的心意，這種病沒有特異性療法，病人的肺功能在第二至第三週時，會降到谷底。醫師們僅能提供支撐式療法，等病人的免疫系統逐漸產生。這一切都需要靠病人自己的毅力與運氣。

「我一定要努力撐下去，能撐多久就撐多久。」我不斷提醒自己。

第七天，我開始咳出帶有血絲的膠質濃痰，就像那位原本睡在此刻我正躺著的31號床的病人，在救護車上咳出來的那一種濃痰。我不敢深呼吸，深呼吸時那種胸部無法擴展的沉重感，會讓吸不到空氣的感覺更加強烈，讓我覺得渾身不對勁。那種瀕臨窒息的片刻所引發的恐懼與焦慮，時時刻刻圍繞著我。

甚至到後來，我的每一次心跳都會伴隨一陣胸痛。這樣的情況繼續惡化，直到後來任何身體動作都會讓我喘不過氣。我的身體變得非常虛弱，但我的腦袋一直很清醒。我知

道我必須盡量保持靜止不動，我也知道我要很努力地活過每一分鐘。

2月11日那天，我聽到主任說要把幾位較嚴重的病人送到呼吸研究所，他們是處理呼吸疾病的專家。「希望我就是其中之一。」我這麼期盼著。

他們把我抬到呼研所的床上時，我已經非常虛弱了。安頓下來之後，陳院長來看過我，他的聲音冷靜沉著：「你放心，我們會照顧你。」我只能點頭同意。

隔壁有一位50多歲的老太太就要出院了，她也得了那個病。那一刻，我彷彿看見了一道光，那道光讓我知道，我會活下去。我希望我至少可以做得和她一樣好，畢竟我的年紀是她的一半，我活下去的機會一定更大。

大年初五，我終於有機會打電話給我母親：「我可能就要死了，妳不要難過，當醫生這行，就是這樣嘛。」我試著以平靜又不帶絕望的語氣向她訴說，我可以聽見她在電話線的另一端啜泣。

我知道電話掛斷後，她肯定會使盡一切方法張羅火車票。坐飛機並不在她的考慮範圍內，因為她從沒搭過飛機，但要與春節返回廣州的工人潮競爭買到一張火車票，應該猶如戰爭一般。我不知道我的母親用了什麼手段，但她在12日來到了廣州，也就是我進入呼研所的第二天，她直奔醫院來看我。她說：「你一定要堅強地撐下去。」在層層防護的

衣帽與口罩內，我瞧見她帶著皺紋的臉上，流下兩行淚。

活著真好

　　住進呼研所後的兩個星期，我的生命在類固醇、加壓氧氣、母親的關愛、生存意志，還有我對呼研所醫師的信心等一切元素下，慢慢好轉。我在三月初離開呼研所，回到了學校宿舍。經過兩週的閉關，我再次出現在病房裡，就好像一切如初地看病值班。

　　「活著真好。」

　　「生命真是可貴。」

　　這些不請自來的念頭，時常在我腦海裡出現。但有時我也會想到那些消失的護工，他們大都來自貧窮的農村，每天只拿百元工資，24小時看護病人。在「那個病」盛行時，他們也跟醫護人員一樣受到感染而生病。但只要他們一生病，就從醫院消失得無影無蹤，因為他們不能工作，也付不起昂貴的醫療費用。沒人過問他們的下落，在官方的非典型肺炎統計資料中，病人職業別不會出現「護工」這兩個字。

　　SARS帶走了許多生命，我們是否能從SARS的經驗中，找出更妥善的防疫措施？

序幕
被忽略的開場

防疫像是一齣戲,開場時架設好的背景,就已決定了結局會如何。

時值隆冬,中國中部大城武漢正吹著冷冽的寒風,逼近零度的氣溫,讓人凍到骨子裡。

2019年12月11日,武漢市一名在華南海鮮市場工作的女攤商,因劇烈咳嗽、發高燒,緊急前往當地醫院就診。僅隔一天,又有一名華南海鮮市場的男性攤商出現同樣呼吸道症狀,到醫院掛號。

病人的檢體被送到第三方實驗室檢測病原。同時間出現更多因呼吸道感染的患者就醫,更多的檢體被送往北京疾病預防控制中心檢測。正當相關單位積極釐清時,一個新興傳染疾病,在嚴冬中悄悄蔓延。

國際媒體關注,武漢人見木不見林

2019年的倒數第二天,年終歲末,對武漢市民來說一

切看似正常。當地醫療院所卻接到來自武漢市府衛生單位所發出，關於「做好不明原因肺炎救治工作」的緊急通知。此公告在發布數分鐘之後就外洩至媒體手中，透過軟體自動翻譯的英文版，更於數小時後被公開於ProMED*。北京官方回應媒體的詢問時，表示正在著手調查27個病毒性肺炎病例。

12月31日，ProMED上的訊息持續在國際發酵：世界衛生組織通知駐中人員追蹤疫情；台灣疾病預防控制中心去函世衛，針對疫情表達關切。

2020年1月1日，華南海鮮市場被下令關閉，大批檢疫人員進入市場檢測；同日，武漢市公安局通報，八名人士在網路上發布疫情等不實訊息被「依法查處」。

隔兩天，武漢市中心醫院的眼科醫師李文亮，在與友人的微信群組中上傳了一則「華南水果海鮮市場確診了七例SARS」的訊息，並附上相關病患的X光影像佐證。

然而，此則微信很快遭到刪除，當地派出所更以「在網際網路上發布不實言論」向李文亮提出訓誡。

武漢當局見木不見林的反應，是無辜的無知，還是另有系統性的問題？

---

* Program for Monitoring Emerging Disease，一個國際疫情通報論壇，目的在於促進傳染病社群之間的交流，成員包括科學家、醫師、流行病學家、公衛專業人士等等。

類SARS病毒重現，武漢人狀況外

2020年1月7日，英國知名科學期刊《自然》（*Nature*）收到復旦大學張永振主導的一篇論文，名為「與人類呼吸道疾病相關的一株新型冠狀病毒」（A new coronavirus associated with human respiratory disease in China）[1]。同時病毒的全基因序列，也被上傳至一個公開資訊的網站virological.org。

接下來數天，科學界一片譁然，討論聲量熱鬧非凡[2]。眾人迅速整軍，準備要以反向基因建造一株活病毒[†]，以備不時之需。

耐人尋味的是，張永振公布病毒基因資訊的隔天，北京疾病預防控制中心也火速證實武漢肺炎病原是新型冠狀病毒，並宣布他們在69個肺炎病患中分離出15株病毒。之後他們相繼公布了分析的病毒基因序（2020年1月10日）。

若是沒有第三方壓力，北京還會拖延多久才公布病毒的基因序列？而張永振實驗室在公布病毒基因序列之後，遭到要求立刻關閉實驗室，且官方沒有給出任何原因。

中國疾病預防控制中心正式對外宣布，在武漢市出現的不明病原體為「新型冠狀病毒」，雖與SARS相近，但不是SARS。病毒基因公諸於世的數日內，國際就有多個機構建

[†] 疫苗藥物研發都需要活病毒，但中國可能不會分享病毒株。所幸RNA病毒只要有正確的RNA基因序列，就可以由RNA產生活病毒。

立了以PCR檢測新冠病毒的方法，並且公開發表。也就是說，**在中國仍然宣稱沒有人傳人的證據之際，國際社會已經準備好可即時診斷新冠病毒的方法了。**

公衛醫界緊張，武漢百姓萬家宴照常

2020年1月13日，泰國出現一例來自武漢的新冠肺炎病人，他宣稱未曾去過華南海鮮市場或接觸到病人，意味著武漢有不明源頭的社區感染。

1月16日，日本也有一例來自武漢的新冠肺炎病人，同樣未曾去過華南海鮮市場或接觸到病人，再次顯示有不明源頭的社區感染。

在這段期間，北京與世衛之間的對話沒停過。1月14日世衛推文表示：中國當局初步調查，未發現新型冠狀病毒有人傳人的明確證據。

1月18日，北京派遣了一組包含知名學者鍾南山‡在內的專家團，至武漢市評估疫情。原先以為武漢市僅有零星個案的專家小組，到了當地才發現疫情早已失控。武漢市中心醫院的醫護人員大量感染，且早已無餘力追蹤確診病例的密切接觸者。甚至，院方根本沒有對病人進行檢體檢測。

---

‡ 中國科學院院士、國家衛生健康委員會高級別專家組組長。因2003年SARS的研究工作而聞名。

隔日專家團回到北京，提出了「隔離武漢」的防疫措施，並加速擴充武漢醫療資源及量能。

　　專家團的發現與中國一直以來對外的說詞，是180度相左。中國官方要如何糾正「新冠病毒沒有人傳人的跡象與證據」這個錯誤宣稱？很簡單，由鍾南山所組成的專家團在北京召開記者會，於1月20日直接昭告天下：「現在已經出現人傳人的現象了。」證實新型冠狀病毒的傳播能力。

　　對武漢市民來說，這項宣告不啻晴天霹靂，因為就在記者會前一天，武漢市一處人口數高達13萬的社區，才剛舉辦了盛大的百步亭萬家宴。數天後，社區內共有55棟大樓被管制，門口被貼上「發熱門棟」字樣，居民全都進出不得，成為第一批遭到隔離的社區。

　　北京對國際媒體的公告，倒是終於打開了武漢人的視野，開始有大量的武漢居民迅速出走。據估計，在封城之前，就已經有500萬人離開武漢了。

　　而那位最先曝光疫情的李文亮醫師，則在政府證實新冠病毒的存在幾週後，不幸染疫身亡。

　　有關新冠病毒的第一篇科學文獻，2020年1月24日發表於《刺胳針》（ *The Lancet* ）醫學期刊，描述了2019年12月31日前被診斷出肺炎的41名病人中，有14位與華南海鮮市場沒有關連性，也就是未知感染源的社區傳播已占了重要比例。

另一篇分析武漢病患的研究，也顯示出在2020年1月22日前，未知感染源的社區感染病例已增加至七成，對新興感染症而言，這是一個極為關鍵的疫情警訊。在那篇文章中，各種跡象皆可證實，早在武漢封城之前，社區傳播已悄然發生。

以上兩篇論文均非以流行病學為主的論文，所以對於這些未知感染源頭的社區病例，並沒有多加探討。

看待新冠疫情，台灣中國兩樣情

台灣的第一位確診病人，2020年1月10日發病，1月20日自武漢返國。返國前她在武漢未接觸過任何肺炎患者，也沒去過醫院或華南海鮮市場。這種沒有接觸史的社區病例，在台灣公衛學界掀起一片討論，因為她代表的是缺乏明確接觸史的社區感染。加上台灣防疫專員赴武漢考察疫情所帶回的訊息，顯示「新冠病毒可人傳人」。

這些流病資訊雖然很少，卻相當關鍵。台灣政府當機立斷採取嚴厲的邊境管制，包括取消可能會帶來大量外籍人士的活動，例如即將在2月7日舉辦的國際書展；台灣出版界的年度盛會就在一片唏噓中停辦。現在回頭看，政府的鐵腕確實是明智之舉。

在台灣，打從第一時間開始，對新冠疫情的討論就占據

了主流媒體版面，疫情對民眾的公開程度也成為常態。由於對新興感染症的敏銳及高度警戒，在這場與病毒的賽跑中，台灣把握了起跑點的重要性。這也是為什麼台灣日後可以交出一張較為高分的防疫成績單。

反觀中國，疫情爆發時刻卻出現疑似「隱匿疫情」的行為。鍾南山教授在2020年5月17日接受CNN訪問的影片中[3]，描述武漢當局對於提供疫情資訊的態度，他以「非常怠慢拖延」（very reluctant）來形容。同時，他也接獲當地多人傳訊息告訴他，疫情比實際公布的還要嚴重。所以他認定：疫情初期，武漢當局對疫情公布不實，而北京接手之後，資訊就可信了。

武漢市長周先旺則從不同角度[4]陳述他的立場。在接受央視採訪時他說道：「新型冠狀病毒肺炎是傳染病，根據中國的《傳染病防治法》，必須依法披露……作為地方政府，我獲得信息、授權之後才能披露……」接著又說：「後來，1月20日國務院召開常務會議要求屬地負責，在這之後，我們的工作就主動多了。」

值得注意的是，在官媒再次播放時，最後一段話「屬地負責後，工作就主動多了」已被刪除。他也多次提到，在武漢封城的前幾天，他們才可以公開討論疫情。

中國的問題似乎不是有無隱瞞疫情，而是「到底是什麼龐大的驅動力，可以屢次（含2003年SARS）促成中國系統

性的疫情延誤揭露，或疫情不透明」？我們其實可以大膽推論，在極權的人治體系中，缺乏防疫所需的社會氛圍，也就是一個開放的社會氛圍，讓專業人士可自由地反應其專業良知，在有共識的專業倫理範疇內，發揮其專業判斷與應用專業知識，在群體互信的大前提下，落實最有效的防疫工作。

在極權體系下，許多訊息需要上傳之後，通過上層允許才能揭露和公開。而疾病往往就是在這個疊床架屋的結構下，快速傳播，終至難以收拾。

▎21世紀最大規模田野試驗，國際輕忽了

2020年1月23日，農曆年除夕前一天，全中國人民無不引頸期盼春節假期到來，有些人已提前請假返鄉；有些人才剛要忙著打包、訂車票，準備回老家過個好年。

1月23日凌晨兩點，在眾人酣睡之際，武漢市疫情防控指揮部宣布，自當日上午十點起，武漢全市的公交、地鐵、輪渡、長途客運均暫停運營，機場、火車站等「離漢通道」也暫時關閉。

一時間全城甦醒，有一群人急忙地收拾行李，期望趕上最後一班離漢列車；但有更多的人只能留在武漢，等待政府進一步指示。

上午十點一到，武漢市正式進入「封城」狀態，所有交

通被阻斷，街上民眾紛紛戴起口罩。醫療院所、超市皆大排長龍。出現症狀的民眾紛紛趕往醫院就醫；而無症狀的民眾則奔赴市場採買生活用品與儲備糧食。

最初武漢當局還允許人們出門在外走動，但限制很快就收緊了。某些地區僅准許每兩天一位家庭成員外出購買生活必需品。有些地區甚至禁止所有居民離家，他們被要求透過外送員訂購食品和日用品。

接著，政策更加緊縮，官方派員挨家挨戶進行健康檢查，任何生病的人都會被強制帶至統一隔離處集中隔離。據報導，一名殘疾男孩在其發病的父親和兄弟被帶走後，因缺乏食物與飲用水，加上得不到援助，竟不幸在家中往生。

沒過多久，中國多座城市也因確診病例急速增加，進入不同程度的檢疫隔離及行動管制狀態。其他措施，包括延長春節假期、廣泛實行交通管制以減少人員流動、取消與禁止群眾集會活動等等也如火如荼進行中。

2020年，中國人過了一個很不一樣的年，或者說是變了調的春節。

對全世界而言，中國的封城措施，好像就是另一個讓人看不大懂的中國政策或作為。對多數國家來說，直接將其認定為「反正國際無法效仿」，或者斷言「中國回到了18世紀的黑死病年代」。

假如各國可以平心靜氣審視中國封城背後的意涵，或者

接受它是因應嚴峻疫情的一個合理防疫作為，那麼全世界一定可以很快在短時間內築起邊境的牆，圍堵這個可能會從中國向外擴散的病毒。

很遺憾的是，不只多國輕忽，連世衛也疏忽了。

面對中國封鎖武漢，繼而封鎖多個城市的事實，世衛在2020年1月30日召開「國際衛生條例（2005）突發事件委員會」，會議結論是：將中國的新冠疫情定為「國際關注的突發公共衛生事件」，**卻隻字未提國際旅遊警戒**。

同一天，中國報告病例數近萬，死亡200。亞洲、北美洲、歐洲、大洋洲四洲共19個國家皆傳出病例。

其實早在1月25日，中國病例數已破千，死亡40，歐洲和大洋洲接連通報首例病例，共計10個國家出現病例。與此同時，武漢及湖北已進入全面封鎖狀態。

但顯然國際社會沒有洞悉封城的背後，其實是中國已察覺到嚴峻的疫情正在擴散，而做出的極端因應策略。在沒有疫苗、藥物的情況下，且錯過疫情可控的黃金時期，全面封鎖武漢是當時僅有的少數選擇。

直至同年3月11日，世衛才宣布「新冠病毒疫情已達全球大流行的屬性」。在這個時間點之後，世界各國才相繼宣布不同程度的邊境管制措施。然而，對某些國家來說，為時已晚。此時全世界確診病例已近12萬，死亡人數逾4,000，六大洲皆受到疫情肆虐。在114個有報告病例的國家中，已

有67個國家確定有本土傳播病例。

防疫就好像一齣戲，在開場時，就已架好了最早的幾幕場景，並引出不可改變的結局。疫情初發之際，相繼的兩次疏忽，就奠定了往後兩年回天無力的全球大爆發結局：一次是中國延誤覺察疫情的出現，就算察覺到疫情，卻又延誤揭露；另一次是國際社會誤判了中國鐵腕封城的防疫作為，它其實是正確反應疫情嚴峻的指標。

回顧這整個過程，很難提出合理的論述，解釋為何世界各國沒有將中國封鎖武漢的作為視為一個警訊，並當機立斷封鎖中國？

更讓人匪夷所思的是，世衛在過程中扮演的是不在狀況內的配角，不但未能在疫情擴大前作出前瞻性的預警，以專業判斷提供國際防疫所需的資訊與建言；甚且還與中國同調的延誤反應，以致全球疫情大爆發，導致不可避免的後果。

從過去到未來

現在我們已經理解到，新冠病毒感染者有高比例是無症狀或輕症，而這當然會提升對疫情警覺性的難度。但就中國所呈現的資料而言，在2019年12月31日，他們已經做了關閉華南海鮮市場的決定。那個時間點，就是一個可以有所作為（卻沒有作為）的時機。

　　若是當時，在武漢境內努力做一些最基本的疫情調查，發布一些社交距離的管制及跨省旅行的限令，結果應該會不一樣；同時，若大方邀請國際專家共同研擬防疫對策，讓疫情整體對國內和國外都透明化，對中國及全球後續疫情的發展，應該也會很不一樣。

　　至於為何中國政府當初選擇沒有作為，中國自己要檢討，畢竟這個沒有作為所惹的禍殃及全球。一個社會如果沒有內建的自我檢討與反省的機制，就很難有更好的未來，或有更進步的空間。

　　明明北京已派遣專家團至武漢，又為何讓萬家宴繼續舉行，使得更多人在大型聚會中受到感染？這也是武漢人自己要去追究責任並檢討的。我們會不自覺地說：是誰剝奪了武漢人「知情」與「參與」的權利，誰就要出來負責。不過這個論點在此不成立，因為在極權國家，人民原本就沒有參與公共政策的角色，何來「剝奪」之說？

　　至於為何兩次冠狀病毒都源於中國？這又是一個更大的議題。活體動物在市場上以野味販售，被認定是SARS病毒的人與動物的傳染介面；2019年的新冠病毒如何進入人類生態，至今仍無頭緒。根據最新的研究[5]，認為華南海鮮市場仍然是武漢疫情初期最重要的「疫央」，在疫情爆發前該市場內所販售的動物種類非常多樣。中國雖已在2020年2月24日頒布禁令，禁止在國內銷售和消費野生動物。但回到

2003年，他們一樣頒布了禁令。所以，未來是否能徹底執行這道禁令，仍應列為國際觀察監測的重點。

參考資料

1. Wu et al . A new coronavirus associated with human respiratory disease in China (2020, Mar). Nature. 2020 Apr;580(7803):E7.
2. https://www.science.org/content/article/chinese-researchers-reveal-draft-genome-virus-implicated-wuhan-pneumonia-outbreak
3. https://edition.cnn.com/videos/world/2020/05/17/china-coronavirus-second-wave-culver-exclusive-pkg-vpx.cnn
4. BBC 報導：https://www.bbc.com/zhongwen/trad/chinese-news-51276069
5. Worobey et al. The Huanan Seafood Wholesale Market in Wuhan was the early epicenter of the COVID-19 pandemic. Science. 2022 Jul 26:abp8715.

其他參考資料

- Congressional research report（美國國會研究報告）https://www.everycrsreport.com/reports/R46354.html
- WHO Situation report-1 https://www.who.int/docs/default-source/coronaviruse/situation-reports/20200121-sitrep-1-2019-ncov.pdf
- WHO Situation report-3 https://www.who.int/docs/default-source/Coronaviruse/situation-reports/20200123-sitrep-3-2019-ncov.pdf

攪亂一切的冠狀病毒

第 一 部

新興感染症的紀元已經降臨了。

01 21世紀人類公敵：冠狀病毒

請告訴我們，什麼時候有這些事呢？這一切事將成的時候有什麼預兆呢？

——《馬可福音》13：4

　　空盪盪的國際機場長廊，在2020年逐漸成為全球各國的常態。剛開始，它比較像是一幕科幻電影的場景，當電影結束時，一切都將恢復正常。

　　然而，當正常遲遲不來時，這不可動搖的現實所呈現給人類的，是一段非常不熟悉的旅程，而驅使我們上路的，卻是那肉眼看不見的──新冠病毒。唯一可得的一絲心靈慰藉是，這是一趟全體人類相伴同行之旅，即便旅程的過程充滿未知，但我們並不孤獨。

　　2003年3月底，空無一人的香港機場，至今仍令人印象深刻。接著，北京機場同樣冷清。當時台灣人還過著正常的日子。桃園機場仍是旅客滿座，但不是去香港，當然更不會去北京，那時候兩岸仍未直航。由此顯示，當年的疫情雖有

國際性的擴散，但影響層面仍侷限於特定地區的局部疫情。從科學歷史的角度來看，2003年的疫情是一個人類嚴重冠狀病毒感染的紀元之始。從長遠的歷史觀之，儘管疫情有點曇花一現，但它讓人類做了一些準備。不過，信神的人還是會說，那是神為我們預備的演練。

回頭看，一切清晰無誤，冠狀病毒會是21世紀人類的新興公敵，在人類歷史上寫下不可忽視的一頁。

▎2003年的SARS病毒教了我們什麼？

在2003年之前，我們還不知道冠狀病毒可以對人類造成如此嚴重的肺炎，以及嚴重呼吸道症候群，甚至有10%的致死率。

當年疫情爆發之際，研究人員在廣東活禽獸市場內那些被販售的果子狸身上，發現牠們帶有SARS病毒，這表示SARS病毒是可以透過跨宿主的傳播感染人類，因為早期的病人多數有市場的接觸史。不過讓人納悶的是，在野生的果子狸身上不但找不到病毒，甚至連血清裡也沒有抗SARS病毒的抗體，表示病毒的原生宿主不可能是野生果子狸。

直到2005年，香港大學的研究人員在中國南方，針對野生動物收集其排泄物，結果在12種蝙蝠的3種中找到冠狀病毒。在那之前，科學界並不知道蝙蝠體內會有如此多種可

以感染人類的冠狀病毒，更不可能知道蝙蝠是多數冠狀病毒的自然宿主。

在華人嗜好野味的飲食傳統下，活禽獸市場以稍微現代化的模式，出現在像廣東這樣的大都會區。但在2003年（加上1997年香港H5N1禽流感的經驗），我們清楚看到，現代化都會市場中的活體屠宰買賣，是非常危險的病原傳播途徑。中國當局於2003年確實禁止了野味活體販售的行為，不過隔年底廣東又出現了病例，四例病人都與市場有關，國際人士知道中國的執法是不徹底的。

歷經科學界不斷努力，在2010年，SARS病毒生態已成為傳染病教科書中的一章，且顯示蝙蝠是多種冠狀病毒的自然宿主，透過某個中間宿主（已無法釐清）將病毒傳播給人類。

2003年之後，出現更多的SARS研究，無論是針對病毒、疫苗、藥物等等主題，皆有重要成果。

世界衛生組織於2020年公布了九個需要人類緊急優先研究與處理的病症，當中有三個即是由冠狀病毒引起的疾病：嚴重急性呼吸道症候群（SARS）、中東呼吸症候群（MERS），以及嚴重特殊傳染性肺炎（Covid-19）。

雖然冠狀病毒並非21世紀才出現，人類卻是在這個世紀才受到它大舉進攻，也才發現它對人類的威脅竟是如此巨大。

　　這個形狀猶如被王冠加冕的病毒，來得又急又猛。認識它，是戰勝它的先決條件。

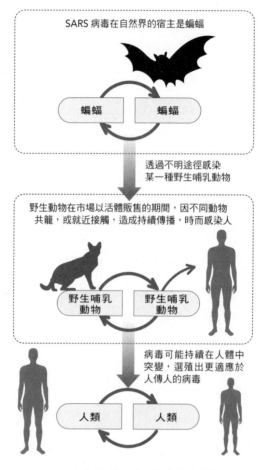

SARS 病毒在自然界的宿主是蝙蝠

蝙蝠　蝙蝠

透過不明途徑感染
某一種野生哺乳動物

野生動物在市場以活體販售的期間，因不同動物
共籠，或就近接觸，造成持續傳播，時而感染人

野生哺乳
動物　野生哺乳
動物

病毒可能持續在人體中
突變，選殖出更適應於
人傳人的病毒

人類　人類

SARS 病毒從蝙蝠到人的跨物種感染

資料來源：Ho MS. Severe Acute Respiratory Syndrome. In "Tropical Infectious Diseases: Principles, Pathogens and Practice" 3rd edition, editors: David H. Walker, Richard L. Guerrant, W.B. Saunders Co, 2011.

冠狀病毒，你是誰？

咳、咳、咳，如果你不幸染上感冒，把咳出來的檢體拿去檢測，你會驚訝地發現，造成感冒的元凶，有一定機率是「冠狀病毒」——也就是四種秋冬常見的人類冠狀病毒：人類冠狀病毒229E（HCoV-229E）、人類冠狀病毒OC43（HCoV-OC43）、人類冠狀病毒NL63（HCoV-NL63）與人類冠狀病毒HKU1（HCoV-HKU1）。

此外，科學家還發現，成人體內普遍有針對這些冠狀病毒的抗體，也就是已被感染過的標記，而兒童的抗體陽性率則呈現隨年齡增加的趨勢。是的，這意味著人類已經與某些冠狀病毒共存多時。

至於這四種病毒何時首次跨越宿主感染人類，已不可考，因為被感染的人可能沒出現症狀，或症狀普遍太輕微，以致於初發時沒有被察覺。以NL63為例，2005年病毒首次在一位罹患支氣管炎的七個月大嬰兒的檢體中分離出來。完整的基因組序列顯示，這是一株新的病毒，接著檢視呼吸道症狀的檢體後，發現這個病毒早已廣泛流傳於人類。

在2002年以前，科學家們所認識的冠狀病毒，頂多只會引起人類輕微的感冒症狀，如上呼吸道症狀、發燒等等。現今在溫帶地區，這四種人類冠狀病毒也與流感病毒或其他呼吸道感染病原雷同，出現症狀而需就醫的人數會有冬季增

多的季節性，症狀則大同小異，不過感染者有一定比例可能出現較嚴重的症狀需要住院。從零星的就醫人數與血清陽性率之間的差距，就可以再次佐證，既已存在的幾種人類冠狀病毒所造成的感染，多數是無症狀或輕症。

然而，2003年SARS病毒的出現，顛覆了人類認為冠狀病毒感染不會危及生命的刻板印象。

藏得巧，活得好

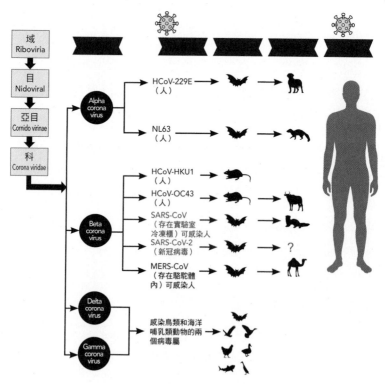

冠狀病毒種與跨物種傳播

自從1994年有人在澳洲布里斯本郊區的亨德拉（Hendra）發現，狐蝠（果蝠的一種）會把某種神祕的病毒（後稱為亨德拉病毒）傳染給馬匹，造成這些馬和兩名照顧馬的人因此病故。此後病毒學家深入探索，找到愈來愈多案例證明蝙蝠與病毒的關係。例如馬來西亞的立百病毒從蝙蝠到豬、到人的傳播；伊拉病毒也是源於蝙蝠。

病毒學家最後確認了，蝙蝠是多數冠狀病毒的自然宿主（natural host）。而從蝙蝠到人類，通常會透過一個中間宿主（intermediate host），達到更有效的病毒傳播效果。就好比野生的禽類是禽流感病毒的自然宿主，但某些禽流感病毒成功跨宿主感染了豬，從豬再次跨宿主感染人，成功的機會就會比較大。我們歷經2009年的H1N1新型流感病毒，就是透過豬再傳染到人身上。

所謂自然宿主，指的是病毒可與宿主共生。自然宿主體內的病毒量通常比較低，而且宿主也不太會因為病毒而生病。這是共同演化所建立的病原與宿主之間具特異性的生態關係。但宿主與病毒之間的特異性關係，隨時都有可能被推翻，因為病毒只要透過蝙蝠的排泄物進入環境，就有機會接觸到下一個宿主——可能是另一隻蝙蝠，也有可能是其他物種，因而開啟跨物種的傳播鏈。人類偶爾也會出現在這個生態鏈中，成為病毒的下一個獵物。雖說是獵物，**其實病毒並不會鎖定目標，它只是利用機會與適應。**

對病毒而言，跨物種傳播聽起來像是一個機會，事實上卻是一個危險際遇。因為對它們來說，一個新的宿主肯定不會比原來的宿主更適合生存，所以傳播鏈經常就此終止於第一個被傳播的個體。病毒若是成功進入新宿主，需要歷經適應演化期，我們可以從新冠病毒產生的諸多變異株，見證何謂病毒在新宿主體內的適應與演化。

MERS冠狀病毒：更多的科學準備

繼SARS之後，不到10年時間，另一種新型冠狀病毒又在中東被發現。一位曾到訪沙烏地阿拉伯的卡達病患，因呼吸道症狀就醫住院，卻不幸在11天後過世。病毒學家發現，他所感染的病毒，竟是從未在人類身上發現過的新型冠狀病毒。此種冠狀病毒後來在沙烏地阿拉伯造成數10人的流行，甚至連韓國都傳出院內超過百例感染事件。這個病毒被稱為MERS冠狀病毒（MERS-CoV），病名為中東呼吸症候群（Middle East Respiratory Syndrome，簡稱MERS），也屬於Beta冠狀病毒屬之一，它的中間宿主已證實是駱駝。

值得慶幸的是，中東呼吸症候群的致死率雖高，但傳染性較低，因此一直都是零星個案，沒有造成進一步的全球大擴散。但在南韓，確實也造成一波不可忽視的疫情。到疫情結束時，已有186例確診病例（韓國185例，中國1例）和

38例死亡。

一名MERS患者在2015年5月11日出現症狀，至5月20日在南韓國家醫療中心入院時，已經去過四家醫療機構並接觸了742人；導致28人被感染並被診斷為MERS。

自2012年首次發現MERS病毒以來，多個國家出現了此類輸入病例，但該疾病從未傳播擴散至更多人。普遍的共識是，MERS不容易在人與人之間傳播，因為它感染下呼吸道，不能輕易到達其他宿主。

然而前述那名韓國患者似乎在5月15至17日間在一家醫院接受治療，感染了至少22名家庭成員、醫護人員和其他患者。那段時間接觸者和醫療院所並未採取任何特別的預防措施，因為病人還沒有確診。

MERS患者在早期住院後，當症狀惡化之際，是患者最容易分泌最多病毒的時期。根據沙烏地阿拉伯的經驗，這也是病毒最容易傳播的時候。不過，其實在類似的情況下，數百名接觸者並沒有染上這種疾病，所以究竟是什麼構成MERS在韓國的超級感染條件，至今仍不清楚。而南韓經驗確實是唯一一個大型人傳人的事件。

回頭看SARS和MERS這兩個跨宿主的冠狀病毒，有人心裡不禁會想：「這些事件的發生，都是為了讓人類有所準備。」因為更凶悍的冠狀病毒就要出現了！

就在MERS爆發七年後，又一個新型冠狀病毒來勢洶

洵。21世紀的第三個可造成嚴重呼吸道肺炎的新型冠狀病毒登場……

02 新型冠狀病毒，哪裡來的？

一蕊燈火有偌光，點佇暗夜照百丈，
燈火若化免悲哀，總有天光日頭來。

——路寒袖，《人生逐位會開花》

　　冠狀病毒原本單純存活在蝙蝠的腸胃道細胞內，世世代代與宿主和平共生。2019年，一株冠狀病毒自蝙蝠群體外溢至人類社會，造成無法估計、影響層面廣泛、前所未有的重大危害。

　　瞭解病毒如何從蝙蝠體內輾轉或直接跨宿主感染人類，是預防未來類似事件再次重演的關鍵問題。

　　不幸的是，這個問題至今仍無答案。全世界的科學家卯足全力，朝向兩個最有可能的假說探測源頭：到底是野生病毒輾轉跨宿主，或直接跨宿主感染人類？還是實驗室研究病毒的意外外洩？

　　根據至今的科學理論基礎與實務證據，兩種可能性都無法被排除，科學界仍處在通往真相的十字路口。

▍令人匪夷所思的基因序列

　　冠狀病毒外層那一根根棘蛋白結構，需要與人類細胞中的ACE2受體結合，才有辦法進入人體細胞並造成感染。然而，當科學家把新冠病毒的棘蛋白胺基酸序列與其他冠狀病毒的棘蛋白胺基酸序列並排分析比較之際，發現唯獨新冠病毒的棘蛋白多了四個胺基酸。

　　這四個多出來的胺基酸分別是：脯胺酸（P）、精胺酸（R）、精胺酸（R）、丙胺酸（A），如此PRRA連續排列能夠被人類的弗林蛋白酶（furin）辨識且切割標記，具有生物活性的意義，這就非常值得注意了。這類的弗林蛋白酶辨識位點，雖然曾經被發現也存在於流感病毒、伊波拉病毒、愛滋病毒等等，但還未曾在冠狀病毒出現過。

　　病毒的棘蛋白與人體細胞結合之後，棘蛋白必須被人體細胞的蛋白酶切開，才能讓病毒的基因順利進入人體細胞。因此這個弗林蛋白酶辨識位點，正好坐落在棘蛋白需被切開之處，就像提供病毒一位幫手，使其更順利也更有效率地感染人類細胞。這是一套理論，我們好奇的是，有無科學實據來驗證PRRA序列的真正功能？

　　當然有。科學界探討病毒功能的方法[1]，就是透過分子生物的技術，把新冠病毒多出來的PRRA基因片段切除，得到的病毒暫稱 ΔPRRA突變病毒。與原本的新冠病毒相比，

△ PRRA病毒對倉鼠致病的毒性大大減弱。同時，△ PRRA病毒在人類呼吸道細胞中的複製能力亦大為降低。這些結果都證明了弗林蛋白酶切割位點的出現，對於提升新冠病毒對哺乳類動物的感染性具有關鍵作用，也可能會提高致病性。

我們可以據此推論：新冠病毒多了這一段可轉譯成PRRA的基因序列，等同多了一位得力助手，讓它能夠更有效地進入人類細胞，或更有效率地感染人類。

蝙蝠病毒有直接感染人的潛力

自從新冠疫情爆發以來，科學界加緊對自然界蝙蝠的冠狀病毒監測研究，至今的結論是：蝙蝠體內的冠狀病毒非常多樣，即便是在同一區域的蝙蝠，也會帶有多種不同的冠狀病毒。此外，研究者也在寮國北部找到一些冠狀病毒，其棘蛋白中與受體結合區域的胺基酸與新冠病毒非常接近，僅差一或兩個胺基酸[2]，可以直接與人類的ACE2受體結合，意味著有些冠狀病毒可能真的不需要有其他哺乳類動物做為媒介來感染人類。由於兩株病毒的基因可以透過片段互換而重組，因此作者的結論是，新冠病毒可以是自然界的產物；當然這是一種警訊，表示蝙蝠的病毒可能不需經過中間宿主就可以感染人。

無論如何，至今仍未發現任何蝙蝠身上的野生冠狀病

毒,其棘蛋白上具有像新冠病毒這個PRRA的胺基酸序列。

▎人類有無痕改造病毒基因的技術

新冠病毒帶有的弗林蛋白酶切割位點,其重要性已經被多個實驗室重複驗證無誤。有了這些資訊,當然會更加激起人類好奇,病毒是否源於實驗室。

但牽涉到人為與否的議題,無論是實驗室意外或有意釋放,都茲事體大。若是實驗室意外,就會涉及重大實驗生物安全禁忌;若是刻意釋放,則違反了《禁止生物武器國際公約》。因此,在懷疑之際,科學界有更大誘因收集證據,以間接或直接證明新冠病毒是否人為。

首先,我們要問:人類是否真的有能力改造病毒,且在病毒基因中不留下任何改造過的痕跡?

美國科學家巴里奇博士(Ralph Baric)在2005年創造了一種改造基因技術,可以不留下任何改造的痕跡。加上他在2015年與中國科學院武漢病毒研究所(Wuhan Institute of Virology)的病毒學家合作研究冠狀病毒,對病毒進行改造,並確認改造後的病毒具有傳染人類的能力。有了與美方科學家的共同研究成果,武漢病毒研究所的科學家應該也有能力可以執行此項技術。

雖然科學界還是有些人以「新冠病毒的基因沒有被人工

修飾過的標記」，支持「新冠病毒不可能是人造的」論點，但透過巴里奇博士以及武漢病毒研究所的實驗，已經證明了這樣的論點並不成立。

當我們證明了人類確實有能力對病毒進行改造，接下來要看的是，改造的內容是否對人類有直接利害關係。

已知新冠病毒會透過棘蛋白與動物的細胞受體ACE2結合，進而造成感染。那麼有一個關鍵問題：究竟帶有弗林蛋白酶切割位點的新冠棘蛋白，與哪種動物的細胞受體ACE2的結合最緊密？結果還真讓人跌破眼鏡。

科學家發現，不管是以電腦模擬蛋白質結構或是實驗室的實際數據[3]，都顯示與新冠病毒的棘蛋白結合度最強的ACE2，不是蝙蝠，而是人類。相當奇怪，人類細胞的ACE2與新冠病毒棘蛋白結合度最強，甚至比菊頭蝠的ACE2還要強。

這樣的實驗結果，是否違反了「蝙蝠就是新冠病毒自然宿主」的假設？

▎遲來的分析結果：海鮮市場是傳播熱點

美國《科學》雜誌於2022年7月刊出的一篇文章[4]，以地理資訊探討新冠疫情初發之際，武漢確診病人的分布，以及海鮮市場的流行病學分析。作者主要應用已收集並發表的資料，重新加以整理。該篇文章的結論是：海鮮市場仍然是

當時最有可能的病毒傳播熱點。

　　2019年11月以前，華南海鮮市場是武漢四個活體動物市場之一，各式活體哺乳類動物，無論是野生或人工飼養，或被關在籠子裡，或被吊著、拴著，等待客人上門交易。其中諸多種類還是已知新冠病毒的易感宿主。雖然華南海鮮市場被下令關閉之際，所有收集自這些活體動物的檢體都沒有檢驗到任何病毒，但是在市場裡的環境檢體，倒是有很多地方都呈現新冠病毒RNA陽性。若是將這些陽性環境樣本置入市場的空間，會發現與銷售活體哺乳動物的供應商有地理位置的正相關性。

　　儘管冬季活體動物的銷售普遍減少，但以食用肉品和毛皮為銷售品項的貉子，全年都有販售。下表為截至2019年11月，仍在華南海鮮市場販售的動物，其中多種都是冠狀病毒易感物種。

物種（易感性★）	科（易感性★）	目（易感性★）	2019年11月在華南海鮮市場販售
貉子（Nyctereutes procyonoides）（Y）	犬科（Y）	食肉目（Y）	✓
東北刺蝟（Erinaceus amurensis）	蝟科	真盲缺目	✓
獾（Arctonyx albogularis）（Y）	鼬科（Y）	食肉目（Y）	✓
亞洲獾（Meles leucurus）	鼬科（Y）	食肉目（Y）	✓
華南兔（Lepus sinensis）	兔科（Y）	兔形目（Y）	✓
中國竹鼠（Rhizomys sinensis）（Y）	鼴形鼠科	嚙齒目（Y）	✓

★動物易感性：基於血清學或與ACE2結合試驗。[4]

馬來豪豬（Hystrix brachyura）	豪豬科	囓齒目（Y）	✓
山羌（Muntiacus reevesi）	鹿科（Y）	偶蹄目（Y）	✓
喜馬拉雅旱獺（Marmota himalayana）	松鼠科	囓齒目（Y）	✓
紅狐（Vulpes vulpes）（Y）	犬科（Y）	食肉目（Y）	✓
西伯利亞鼬（Mustela sibirica）	鼬科（Y）	食肉目（Y）	✕
赤腹松鼠（Callosciurus erythraeus）	松鼠科	囓齒目（Y）	✕
白鼻心（Paguma larvata）（Y）	靈貓科（Y）	食肉目（Y）	✕
海狸鼠（Myocastor coypus）	棘鼠科	囓齒目（Y）	✕
美洲水鼬（Neovison mink）（Y）	鼬科（Y）	食肉目（Y）	✕
歐亞紅松鼠（Sciurus vulgaris）	松鼠科	囓齒目（Y）	✕
野豬（Sus scrofa）（Y）	豬科（Y）	偶蹄目（Y）	✕
複齒鼯鼠（Trogopterus xanthipes）	松鼠科	囓齒目（Y）	✕

2019 年 11 月在華南海鮮市場交易的活體哺乳動物

　　再者，該文章作者將2019年12月之後最早的所有新冠病例，無論宣稱與華南海鮮市場相關與否，都畫在武漢市的地圖上。得出的結論是，這些人其實分布在以華南海鮮市場為中心的周遭位置。

　　這篇遲來的分析似乎又將華南海鮮市場拉回流行病學的舞台。至少顯示，華人的傳統市場仍然是武漢早期冠狀病毒的傳播熱點。但此份報告仍未提供直接證據，證實零號病人（疫情擴散時被病毒感染的第一人）是在市場內被動物感染的。

　　醫院也可以是病毒傳播的熱點，如同2003年SARS病例，若以地理資訊方式分析，會看到和平醫院是傳播熱點。

在台灣亦觀察到此種現象，2021年5月Alpha變異株在台北造成的疫情，於三級警戒之際，確診者疫調亦顯示傳統市場可能是一個容易傳播病毒的場所，即便台灣傳統市場沒有販售活體動物。

武漢的不尋常動態

美國共和黨眾議員麥克・麥克考（Michael McCaul）在2021年發表了「一本」報告，名為《全球大流行的起源，以及中共與世界衛生組織的角色》（*The Origins of the Global Pandemic, Including the Roles of the CCP & WHO*）[5,6]。報告提到，有關幾位科學家，或在武漢病毒實驗室做研究，或曾與此實驗室合作，對於研究內容與動機等的發言與說詞，一直非常含糊。這些都是可以再釐清的面向。而報告中也詳述了2019年武漢病毒研究所及其周遭的動態衛星紀錄，包括公開可取得的大量資料，都為實驗室病毒外洩意外的質疑，添加支持的論點。以下節錄報告中幾點值得思辨的疑點：

實驗室病毒公開資料無預警被移除

新冠疫情爆發前幾個月，2019年9月12日凌晨2點至3點半間，武漢病毒研究所網頁上某些公開資訊遭到移除，那些資訊包含超過22,000條病毒基因序列，包括從蝙蝠和小

鼠收集的樣本和病原體的相關數據，還有關於每個樣本所收集的動物類型來源、收集地點、病毒是否被成功分離、病毒基因與其他已知病毒的相似性等等。病毒資料無預警被移除，且沒有提供原因說明。後來，此資料的負責人，武漢病毒研究所的病毒學家石正麗，針對移除資料的理由在公開場合作過多次解釋，但前後說辭不一。

相關地點附近的車輛人員有不尋常移動模式

大約在武漢病毒研究所將病毒資訊庫下架之際，武漢市中心醫院的汽車交通開始增加。這是波士頓大學公共衛生學院、波士頓兒童醫院的研究人員和哈佛醫學院使用衛星圖像，所留下來的影像。他們仔細檢查武漢市醫院停車場的占用量，發現六所醫院當中的五所，停車場每日汽車使用量，在 2019 年 9 到 10 月之間，是過去兩年半所有時間的最高量。這個時間點正好是新冠疫情爆發之前。

武漢國家生物安全實驗室被中國解放軍接管

解放軍少將陳薇是一位生物學與生物武器專家，2020年 1 月被調派至武漢接管武漢國家生物安全實驗室*。根據美

---

* 武漢有兩個病毒實驗室：武漢國家生物安全實驗室的 BSL-4，與武漢病毒研究所。BSL-4 實驗室是根據中國和法國的協議所建造，於 2003 年 SARS 大流行後簽署。當時中國所有 BSL-3 實驗室都是由中國人民解放軍控制，儘管時任法國總統席哈克（Jacques Chirac）表示擔憂，總理拉法蘭（Jean-Pierre Raffarin）還是批准了該項目。拉法蘭本人將其描述為「一個政治協議」。武漢病毒研究所則隸屬於中國科學院，成立於 1956 年，是中國最早的高生物安全等級實驗室。

國的情報顯示，其實他在2019年底就已經接管實驗室，卻延至2020年才公布。

———

時至今日，我們仍沒有證據可以直接證實病毒為自然發生，或是人為產物。為此，世衛也成立了科學諮詢小組專門探討新病原體的起源（The Scientific Advisory Group for the Origins of Novel Pathogens，簡稱SAGO）。此小組在2022年6月9日提出了初步報告[7]，針對新冠病毒的源起無法提出任何結論，僅對於如何找出真相提出未來探討的大方向。

從科學的角度來看，要如何說服人類此病毒為自然產物？若是可直接從蝙蝠身上分離出一株與新冠病毒相似度高，且具有此弗林蛋白酶位點的病毒，就能間接佐證這樣的病毒基因可以源於蝙蝠，可以與蝙蝠和平共生。

若要說是人為，則必須有人為的實驗室紀錄，證實有人做研究而產生此種病毒。

對於這兩種可能性，科學界仍未放棄找到真相的希望。

參考資料

1. Johnson et al. Loss of furin cleavage site attenuates SARS-CoV-2 pathogenesis. Nature. 2021 Mar;591（7849）:293-299.

2. Temmam, et al. . Bat coronaviruses related to SARS-CoV-2 and infectious for human cells. Nature. 2022 Apr;604(7905):330-336.

3. Liu et al. Cross-species recognition of SARS-CoV-2 to bat ACE2. Proc Natl Acad Sci U S A. 2021 Jan 5;118（1）:e2020216118.

4. Worobey, et al, The Huanan Seafood Wholesale Market in Wuhan was the early epicenter of the COVID-19 pandemic. Science. 2022 Jul 26:abp8715.

5. McCaul's Final Report: The Origins of the Global Pandemic, Including the Roles of the CCP & WHO, Sep 21, 2020（https://gop-foreignaffairs.house.gov/finalcovid-19pandemicoriginsreport/）

6. The origins of COVID-19: Investigation of Wuhan Institute of Virology, Aug 2021（chrome-extension://efaidnbmnnnibpcajpcglclefindmkaj/https://gop-foreignaffairs.house.gov/wp-content/uploads/2021/08/ORIGINS-OF-COVID-19-REPORT.pdf）

7. https://www.who.int/publications/m/item/scientific-advisory-group-on-the-origins-of-novel-pathogens-report

其他考資料

MIT Technology Review: https://www.technologyreview.com/2021/06/29/1027290/gain-of-function-risky-bat-virus-engineering-links-america-to-wuhan/

新型冠狀病毒，哪裡來的？

03 變異株：病毒演化的過去與未來

突變是隨機的，選殖則有一定的原則。

「又一個新變異株出現了！」這是疫情大新聞。

在台灣，連普羅大眾都會接著問：「那疫苗還有沒有效？」

這些變異株讓大家長知識，但對於結束疫情，它們是不折不扣的攪局者。

為什麼同樣都是新冠病毒，變異株之間會有如此的差異？這個問題要回歸到 RNA 病毒複製及選殖的核心原則：在病毒複製的過程中，突變是隨機發生，選殖則有一定原則與方向。

▎美好與不美好的錯誤

當 RNA 病毒帶著它的基因進入人類細胞，接著就要達到它在人體內的終極目的：利用細胞的生物機制來複製並繁殖它自己。

　　新冠病毒在人類這個新宿主的體內，面臨一個優勢、一個挑戰。優勢是，人類沒有免疫力，讓它可以所向無敵；挑戰則是，它可能與人體細胞分子機制不相容，導致繁殖效率不彰。換句話說，病毒入侵人體之後，需要經過一段適應的過程，才能讓人類宿主成為有效的「行動病毒複製機」。之後人類在被病毒入侵，但還未病倒或死亡之前，就是一個可行動的病毒複製機。

　　新冠病毒既然要仰賴人類細胞才能生存，就必須保有一定程度的可塑性，包括它的基因可以在繁殖過程中透過突變機制改變。這是RNA病毒適應新環境或新宿主的優勢。

　　別誤會了，突變不是病毒自己說了算。事實上，突變過程有很隨機的一面。當病毒進入人體細胞後，每一個複製循環，都會有一定比例的錯誤率，而這個錯誤率取決於病毒自己的RNA-RNA聚合酶素的準確度。

　　病毒RNA聚合酶素的不精準性，造就了病毒基因的可塑性。人類製造自己的RNA是以人類DNA為模版，用的是DNA-RNA聚合酶素在細胞核內執行。而RNA病毒則是利用病毒自己提供基因所轉錄出來的RNA-RNA聚合酶素，在細胞質內執行任務；人類細胞沒有這項材料供病毒複製。而RNA-RNA聚合酶素執行任務的錯誤率，就是病毒可以適應新宿主之源。

　　此病毒RNA-RNA聚合酶素的功能，是依據病毒負股

RNA的基因模板，將核酸一個一個加上去，加完了就完成一條病毒基因。相對來說，人類DNA的聚合酶具有校定的功能，會把加錯的核酸切掉，再重新加一次。但RNA-RNA聚合酶若是加錯了核酸，不會校正，而是繼續加。所以病毒複製的每一循環，都會有一些算是隨機發生的突變點。

舉例來說：假如某個突變點正好可以增加新冠病毒棘蛋白與人類細胞結合的能力，就有機會增加病毒感染人類細胞的能力，也就是增加它的競爭優勢。對病毒來說，這就好像是一個「美好的錯誤」，雖然是錯誤，卻因而受惠，還得以更順利地繁衍下去。

當然，複製循環發生的錯誤不會總是美好，也會有對病毒不利的時候。好比有些突變對病毒是致命的，可能使病毒無法形成顆粒等等，這樣的突變就會造成病毒自我了結，沒有後代。

不過整體來說，很多突變都是無關痛癢的中性突變，因此病毒都可以存活下來。這類病毒沒有競爭優勢，卻也不會被淘汰。此類中性突變點的數量往往會被當作追蹤病毒繁衍世代的指標，愈多突變點表示歷經愈多次繁衍。

以RNA-RNA聚合酶素進行複製繁衍，是RNA病毒專屬。因此科學界便針對此病毒特有的聚合酶素為標的，研發抗病毒藥物，既可以阻止病毒繼續繁殖，也不會產生影響人類細胞的副作用。

▍見證第一株較高傳播性的突變病毒

2020年2月義大利爆發大規模疫情，截至2月25日為止，全國確診病例數達229例、死亡7例，疫情之嚴重僅次於中國與南韓。這波疫情幾乎都集中於義大利北部倫巴底省、威內托省轄內幾個城市。

什麼原因導致義大利北部省分疫情嚴峻？從病毒身上，我們找到了答案。

當時義大利人感染的新冠病毒，其棘蛋白第614個胺基酸的位置，由D變成G，被科學家稱為D614G變異[1]。此變異株同時還有另外三個突變點，做為病毒株的基因標記。

此變異株經實驗證明，可以導致病毒產生較高的病毒量；臨床顯示，被感染者會有較低的CT值，也就是可以產生較多的病毒量。

D614G病毒株逐漸取代了原始的武漢株，在病毒基因資料庫*中，到2020年5月已成為主要流行株，甚至現在所有變異株，都是D614G的後裔。

所幸此變異株並沒有造就病毒更強的毒性，當時科學界還有人認為，這個病毒株可以讓疫情較早結束，理由是：較弱毒且傳播較快的病毒，人類可能比較可以忍受，而不會以

---

* 此資料庫不是一種系統性的資料收集，而是有做的國家就會提供許多資訊，例如英、美、以色列，是一種自願式貢獻，有些國家礙於資源或其他原因就沒有做太多病毒序列分析。

社交距離來減緩其傳播。

　　但時間過去，證明了這樣的念頭，只是我們一廂情願的期待。

▌歹戲拖棚的一齣病毒變異大競賽

　　2020年是病毒適應人類新宿主最繁忙的一年。繼D614G在5月成為主要流行株之後，10月Beta變異株在南非出現，造成當地第二波大流行；同年8月，Lambda在南美祕魯第一次出現，並快速於南美洲各國流行；同年11月，Alpha株在英國出現，也造成大流行。

　　只要變異株一出現，都會在各個首次現身的地區，重新造成一波不可忽視的大流行。值得注意的是，當時各國疫情仍在初發的混亂中，國際旅行一度中斷，因此只有Alpha病毒株造成國際規模的持續流行。直到2021年中，印度出現的Delta變異株才逐漸取代Alpha株，於2021年下半年成為全球主要的流行病毒株。

　　每當新的變異株出現，就會取代前株病毒，因為新的變異株有較強的傳播性。傳播性可以用R值來計算，R值是指在沒有任何防範作為的情況下，一個受病毒感染的人可以傳染給多少人。若R值高，可能是基於以下一種或數種機制綜合所導向的結果：

一、病毒的棘蛋白與細胞受體的親和力較高（幫助病毒進入細胞）

二、病毒較容易進入細胞

三、病毒的複製較有效率

四、病毒在環境中可透過多種機制找到下個被感染的對象（人或動物）

看下表Omicron的R值，就知道人類現在所對付的病毒，其傳播性是多麼屬害。

世衛命名	Pango† 演化分析名稱	突變位點（與武漢株比）	命名日期／發現地點	再生值R（人）
原始武漢株				2.5
Alpha（α）	B.1.1.7	D614G, N501Y, P681H +S:452R, +S:484K	2020/12/8 英國	4
Beta（β）	B.1.351	E484K, K417N, N501Y, +S:L18F	2020/12/8 南非	4
Gamma（γ）	P.1	N501Y, E484K, K417T +S:681H	2021/1/11 南美	2.5〜4（推估·無確切資料）
Delta（δ）	B.1.617.2	P681R, D614G, E484Q, E484R, L452R, G142D, D111D+S:484K, +S:417N	2021/5/11 印度	5-8
Omicron	B.1.1.529	69-70del, K417N, N501Y, N679K, P681H, T478K, G142D/143-145del, T95I, +R346K	2021/11/26 南非	＞8

---

† Phylogenetic Assignment of Named Global Outbreak，新冠病毒的譜系名稱是利用這套全球通用的譜系分類方法進行分類。

其實與其他病毒，如流感或HIV相比，冠狀病毒的RNA-RNA聚合酶的準確度並不算最低。新冠病毒之所以看起來有比較多的變異株，是因為它在人類這個「新宿主」身上可以快速傳播，因此在單位時間內，新冠病毒複製的總病毒量非常驚人，也使得突變株的數目大增。

然而，哪一株變異病毒比較重要，或是對人類有較大威脅，是無法預先猜測的。我們能做的，是持續對各地流行的病毒株進行監測，分析其基因序列。從基因序列的突變點觀察，若是突變點在棘蛋白，尤其是RBD（receptor binding domain，簡稱RBD，指與人類細胞受體結合的範圍），大概可以推測其免疫逃避能力的潛力，也可以用既有抗體或感染者的血清來看中和能力是否下降。

至於傳播性，就要看被哪一個變異株感染的病人越來越多，還是得依據結果才能知道哪個變異株的傳播力較強，無法事先預測。

而大家最在乎的致病性，則可以從動物實驗，或等有了足夠確診人數，再來統計重症比例，也是得依據臨床結果才能知道。

不過要對哪些變異株加強監測，則有些原則可以依循。如美國疾病管制與預防中心以及世界衛生組織，就有依據變異株傳播性、抗原性、致病性等因子，列出高關注變異株（Variants of Concern, VOC）（如左表，是曾被世衛選為值

得關注的變異株），希望及早針對具潛在威脅性的變異株，做出因應措施。

▎血清抗體大於70%，還會有新疫情爆發

這是來自真實世界的群體免疫必將面臨重重困難的第一個徵兆。

2020年初，巴西歷經了第一波非常嚴峻的疫情，並於同年10月進行了一次血清陽性率的調查[2]。結果發現，第一波疫情後，成人感染率為76%（見下圖）。當時人類以武漢株的R值2-3為基準進行估算，認為感染率若達70%，應該就可達到群體免疫（見第12、13章，有更詳細探討）的效果。

2020年11月，巴西北部大城瑪瑙斯出現Gamma（等同P1譜系）變異株，但人們直到2021年1月才意識到此變異株之於流行病學的重要性。怎麼說呢？**因為此變異株具免疫逃避的特性，縱使巴西境內已經有76%的人感染過武漢株，仍無法遏止Gamma變異株在當地造成另一波大流行，同時證實群體免疫破功。**

巴西人的流行病學調查研究，發表於2021年3月。眼尖的流行病學家一看到就知道事態不妙了，這是全球群體免疫將會遭遇重重困難的徵兆，而人類就要開始認識免疫逃避之變異種病毒的重要性。

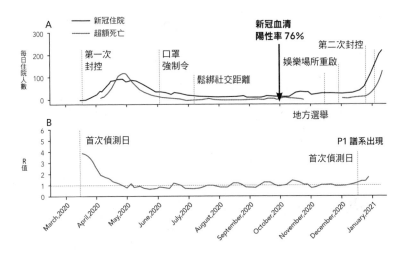

巴西北部大城瑪瑙斯歷經第一波疫情後，捐血者採樣調查的血清陽性率（感染率）為76％；以原有武漢株的 R 值估算，76％的感染率應已超過群體免疫。但這樣的群體免疫，對抗變異株是不足的，變異株在 2021 年初被發現

資料來源：Sabino. et al. Resurgence of COVID-19 in Manaus, Brazil, despite high seroprevalence. Lancet. 2021 Feb 6;397(10273):452-455.

| Delta 真的消失了嗎？

　　義大利一直都在進行下水道微生物監測，對於未知的微生物，他們會把下水道檢體保留下來備用。2020年新冠疫情爆發後，他們回溯性檢驗下水道檢體，結果發現在北義，新冠病毒最早已於2019年12月出現。

　　這項技術真的滿好用的，尤其是公衛界現正努力根除野

變異株：病毒演化的過去與未來

生小兒麻痺病毒之際，利用下水道監測，可以有效地偵測到隱藏的感染者，用於後續公衛措施。

義大利人把2020到2021年冬季，與2021到2022年冬季，從廢水中所監測到的病毒量做比較，結果發現2021到2022年冬季的病毒量是前一個冬季的四至七倍；但流行病學資料顯示，2021到2022年冬季的住院人數，卻比2020到2021年冬季低四倍。這種現象肯定與疫苗接種覆蓋率超過八成，還有Omicron的較低致病性有關[3]。

接著我們看以色列人怎麼做的。他們開發了具有高度特異性和敏感性的Omicron核酸引子探針，在複雜的廢水環境中，可偵測到每公升廢水含有470拷貝量（copies）的病毒核酸[4]，算是超高敏感度的檢測。

同時，在以色列的第四大城貝爾謝巴，藉由針對Omicron與Delta同樣敏感與特異性的引子，持續監測下水道，得出令人意外的發現。根據過往監測Alpha變異株的經驗，Alpha變異株在下水道的拷貝量呈現逐漸下降的趨勢，直至毫無痕跡為止。當Omicron出現且快速在人群傳播之際，廢水中的Delta變異株核酸檢測量仍維持原先的低量濃度，即每公升廢水1,000至10,000個RNA拷貝，沒有受到Omicron出現的影響而有下降或消失的跡象。但同時間，在臨床的資料中，卻沒有診斷出任何Delta的病人。

顯然，Delta變異株具有維持隱性感染的能力，或許在

病人看似痊癒後，還可以長期在腸胃道中持續帶原。所以我們要特別提防的是，病毒經過基因重組之後，新變異株可能具有兩種病毒的特性（見下圖）。最壞的狀況是（機率不高，但不是沒有），變得又毒又容易傳播，加上完全免疫逃避，那就像一株全新的病毒，我們的防疫行動需要重頭來過。所以，Delta有沒有再回來的可能？

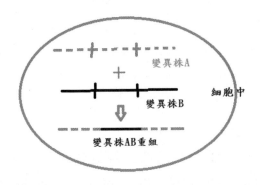

變異株A、B同時感染一個人或動物，於是有機會進行兩種變異株的基因重組

演化選殖的優勢因子當中，傳播力尤其重要。顯然Delta變異株的傳播力不敵Omicron。但假設以上的污水監測結果具有實質的意義，也就是Delta在人群中可以與Omicron共存，那麼未來會不會以基因重組的方式，取得兩種變異株的優勢，既具傳播性，也具免疫逃避能力，同時還有Delta的致病性，重新造成一波大流行？這樣的機率，在

現階段仍無法被排除。

因此，公衛界在各個層面，包含臨床、環境，甚至動物學領域，都必須保持高警覺的態度，監測未來新冠病毒的演化。唯有掌控病毒的演化方向，我們才能時時掌握先機，有效訂定防疫策略以及藥物的研發。

▎新冠變異株哪裡來？小心你身邊的哺乳類動物

自從新冠病毒出現之後，Alpha、Beta、Gamma、Delta、Omicron 等變異株輪番上陣，但科學界對於每一個變異株的來源、如何由原始武漢株演變，一直沒有答案。

每一個變異株之間棘蛋白的胺基酸差異都相當大，就連Omicron 衍生的 BA.1 到 5 等系列，BA.1 與 BA.2 同樣差異相當大，屬於不互相隸屬的各自演化。更讓我們好奇的是，在人類已經分析的1,100萬株病毒基因序列的資料庫裡（GISAID資料庫），竟然看不到任何一個病毒變異株演化的過程，意味著這些病毒株有可能隱藏在某種動物中演化，或某些特殊體質的人長期感染所造成的結果。

如此疑慮，讓我們想到2020年，丹麥人狠下心，一口氣把一千多萬隻人工飼養雪貂全部撲殺[5]。

2020年4月23日，荷蘭首次報告在一個水貂（mink，又稱水鼬）養殖場爆發新冠疫情。之後，被感染的眾多水貂

養殖場接二連三在多國出現，包含丹麥、美國、法國、希臘、義大利、西班牙、瑞典、波蘭、立陶宛和加拿大等等。

科學家發現，水貂在養殖場內不僅會相互感染，就算水貂身上病毒已變異，仍然可以再將病毒傳給人類。這是為何丹麥人當機立斷撲殺所有國內飼養的水貂。這些動物可能非常容易被新冠病毒感染，同為鼬科動物的雪貂（ferret）甚至被當作新冠病毒的實驗動物。只要是動物ACE2受體與新冠病毒的相容度足夠，就有機會造成感染。

時至今日，雖然我們還未能釐清新冠病毒株的演變過程，但我們可以確定，在可見的未來，Omicron會持續一段時間。只不過這個已經與人類共存，可是演化過程不明的病毒，也埋下未來病毒株不確定性走向的伏筆。

參考資料

1. Korber B., et al., Tracking Changes in SARS-CoV-2 Spike: Evidence that D614G Increases Infectivity of the COVID-19 Virus. Cell. 2020 Aug 20;182(4):812-827. e19.

2. Sabino EC., et al., Resurgence of COVID-19 in Manaus, Brazil, despite high seroprevalence. Lancet. 2021 Feb 6;397(10273):452-455.

3. Cutrupi. et al., The wave of the SARS-CoV-2 Omicron variant resulted in a rapid spike and decline as highlighted by municipal wastewater surveillance. Environ Technol Innov. 2022 Nov;28:102667.

4. Yaniv K·. et al., Managing an evolving pandemic: Cryptic circulation of the Delta variant during the Omicron rise. Sci Total Environ. 2022 Aug 25;836:155599.

5. Fenollar, et al. Mink, SARS-CoV-2, and the Human-Animal Interface. Front Microbiol. 2021 Apr 1;12:663815.

04 改變遊戲規則的 Omicron

情人眼裡出西施，Omicron仍然不是那個你認定的西施？
那你未來的道路會很艱辛。

2021年11月26日，挪威首都奧斯陸的一場耶誕晚會，後來被稱為Omicron變異株的「超級傳播事件」[1]。事發地點距離Omicron發源地南非超過一萬公里，是Omicron首次現身非洲之外。這個出場秀轟轟烈烈，一口氣有81人被感染，占所有與會者的74%，只因為其中一個參與者自南非返國。所幸感染者的症狀都很輕微，沒有人需要住院，也無人死亡。

歷經兩年的新冠疫情後，跨國再生能源公司Scatec終於可以讓員工再次齊聚一堂，大肆慶祝耶誕佳節。感謝有新冠疫苗的出現，才得以促成這樣的場合。11月26日這天，也是世界衛生組織為Omicron病毒命名的同一天。

值得注意的是，這場晚會中，96%的與會者已經完整接種疫苗。這讓我們更清楚接收到Omicron給的訊息：「傳播性很強，有免疫逃避，但不用害怕致病性。」

從科學的觀點來看，Omicron所具備的病毒抗原性及流行病學屬性，對疫情的演進有其特殊地位。而對一般人來說，Omicron或許是帶領我們快速走向疫情終點的重要轉捩點。科學界雖不會用終點來形容此刻的疫情，但對普羅大眾，Omicron確實具有疫情終點的實質效果。

2022年夏天，Omicron持續傳播，但歐洲亞維儂、愛丁堡等藝術節重啟，台灣人也來參一腳，好不熱鬧。民眾已經自我解放了，擁抱如昔的日常生活。

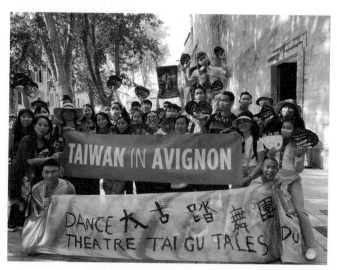

圖片授權：財團法人中央通訊社

Omicron繼續傳播！Omicron改變了新冠病毒的遊戲規則！「但它不影響我。」很多人都會這麼說。

Omicron 已經在全球建立它在地化（endemic）的生存模式，不過有些國家仍然無法接受這樣的事實，好比中國，但如此逆著自然潮流而行，相信他們的人民往後的防疫道路會走得非常艱辛。

兩招演化優勢，所向無敵的傳播性

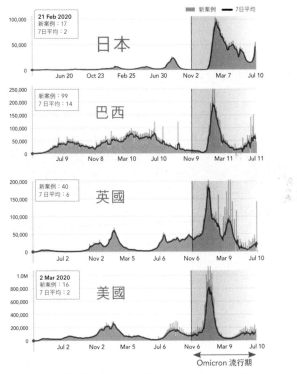

2022 年 Omicron 流行期的確診高峰。由圖可見，不管在任何地方，Omicron 的確診高峰都是過去任何高峰的好幾倍，反映出 Omicron 的傳播力。

資料來源：worldometer 網站

自從Omicron出現以後，每傳播到一個國家，就會捲起一波勢不可擋的疫情。每日確診人數都是過往病毒變異株確診最高峰的好幾倍，而且都是以最短的時間取代既有的病毒[2]。（見上頁圖）

重要變異株開始在2020年底出現，其中也有具選殖優勢的變異株，逐漸在局部地區取代原有病毒株。到了2021年初，已經有多個不同變異株同時間在各地區流行，就好像不同變異株之間是在競賽一般，但還未能有一株可以獨霸全球。

我們可以把人口眾多的美國當作世界的縮影來看。根據六種新冠變異株在美國出現以後，從1%開始上升的速度，就可看出Delta與Omicron的上升速度（上升斜率）比其他變異株更快。

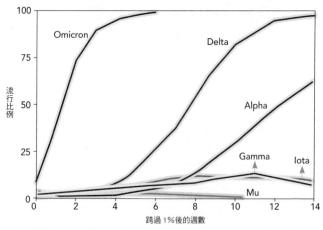

六種新冠變異株在美國出現後，14週內（從超過1%的全國流行病毒開始）所占流行比例，95%信賴區間。2020年11月至2022年1月。

資料來源：MMWR

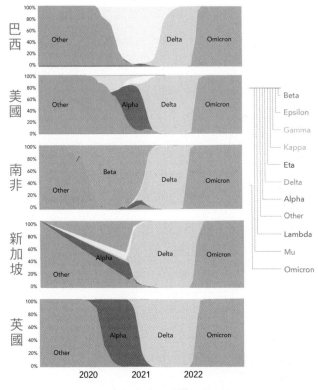

新冠病毒全球流行株單一化過程

資料來源：GISAID; https://cov.lanl.gov/content/index

　　2021下半年，Delta變異株在各國快速擴散，幾乎就要一枝獨秀之際，Omicron從南非現身，快速傳至西方國家。Omicron不管到哪裡，都是以迅雷不及掩耳的速度，快速取代Delta變異株。

　　這就是具有將全球流行的病毒株「單一化」能力的

Omicron，其他變異株就是比不過它，毫無立足之地。

那又是什麼給了Omicron如此強大的功力？

內在傳播能力與免疫逃避，是病毒取得演化優勢的兩個招數。而Omicron兩者都具備了。

病毒傳播速度取決於多種因素的綜合，包括病毒棘蛋白與人類細胞受體ACE2結合能力的提升、善用不同蛋白酶的協助促成病毒表面與細胞表面快速融合，並促進病毒基因進入細胞的效率、在細胞內複製的速度，以及最終所產生的病毒量、有效釋放於體內及體外的環境等等。到底是哪一個環節使得Omicron傳播力提升，必須進入實驗室釐清才知道。

除此之外，2021年底，世界各國的人民已開始大舉接種疫苗，加上許多人也都被不同的病毒變異株感染過，體內因而有了抗體。Omicron就算成功進入人體細胞，也要有辦法避開人體免疫反應的抵擋與攻擊，才有機會順利大量繁殖，再感染更多人。

此時，Omicron棘蛋白特有屬性所展現的第二招「免疫逃避」，就可以發威了。

原先針對武漢病毒株所設計的疫苗，對感染的保護性大於90％。但同樣的疫苗對感染Omicron病毒的保護性已經大打折扣。英國大量追蹤接種者的感染率，發現在接種14天後，不論是第二劑或第三劑，接種者對Omicron感染的最佳保護效果只有70％。原因在於Omicron棘蛋白上面的胺基

酸，尤其在受體結合範圍內（決定抗原性的位置，也就是原先中和抗體所辨識的位置），都有諸多改變，因此中和Omicron所需的抗體，與中和Delta或先前流行株所需的抗體，重疊性不高。換句話說，接種者體內的抗體，大部分對Omicron都派不上用場。這就是所謂的免疫逃避。

這種胺基酸位點的改變，常常是透過漸進式一個一個胺基酸的變化，稱為抗原飄變（Antigenic Drift），意思是RNA病毒在複製RNA基因時，因RNA聚合酶的錯誤，造成單一位點的核酸突變，繼而也會有單一胺基酸的突變。此類單一位點的突變可以逐代慢慢累積，最常見於流感病毒，也是季節性流感疫苗需要改變病毒株的原因。

改變得愈多，逃避的能力就有可能愈大。另一種形式則是透過片段基因的互換，這種抗原性變異就更快了。值得一提的是，這些變異的過程，人類都沒有監測到，不論Alpha、Delta、Omicron這些變異株如何突變，在誰或在哪一種動物身上突變，我們都沒有資訊。

在遇到Omicron之前，人類的中和抗體可能是來自於自然感染，或者來自於疫苗接種。但碰到了Omicron都一樣沒轍，可以派上用場的抗體不多。這也是為什麼接種了疫苗，還是有很多人被突破性感染；或是明明已經感染過先前的病毒株，卻還會再感染Omicron。這些都是因為Omicron具免疫逃避的能力。

即便Omicron有了諸多優勢，已可取代以往的變異株，成為單一流行病毒株，但顯然新冠病毒在人體的適應還未達到最佳點，Omicron仍持續突變中。當今全球各地所流行的都是Omicron的後裔，如BA.1～BA.5。

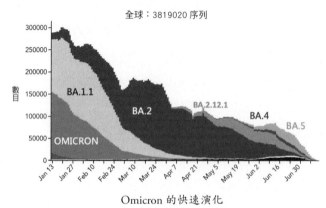

全球：3819020 序列

Omicron 的快速演化

資料來源：GISAID; https://cov.lanl.gov/content/index

這意味著什麼呢？Omicron很可能會成為新冠病毒的代表，未來長期與人類共存。

與演化無關的「低致病性」

致病性雖然不是驅動演化的主力，但總是成為人們討論新變異株的焦點，因為它與人類健康息息相關。

一般而言，方便且客觀的致病性指標，是看病毒株造成

的住院與死亡率。Omicron出現在新冠疫苗已經被廣泛施打之後，而雖然疫苗保護感染的效果會因病毒變異而衰退，但保護住院與死亡的效果則會維持得比較久。所以當我們需要比較不同變異株的住院與死亡率時，需要做一些調整控制，才能知道每一個變異株真正的致病性為何。

Omicron最早在南非出現時，雖然呈現高確診率，但與Delta相比，住院率並未相對提高。不過我們沒辦法拿南非做為例子來檢驗Omicron致病性，因為南非人在疫苗出現之前（2020年前）所做的血清抗體調查，顯示近八成的成人已有抗體，且南非人口結構偏年輕。因此，Omicron的致病性還需其他驗證方式。

英國國家資料分析[3]，Omicron與Delta相比，在確診後28天內，死亡風險的降幅最大，Omicron只有Delta的31%，住院率也僅有Delta的30%至40%（見下圖）。根據各國累積的資料及文獻所做的流行病學研究均指出，Omicron變異株對成人的毒性較低，造成較輕的病症。

值得注意的是，**兒童，尤其是10歲以下的兒童，感染Omicron的住院率與Delta一樣高，青少年的比例也很接近。這些資料顯示，未來新生世代（六個月以上）都需要施打新冠疫苗。**

如果想要確認Omicron的毒性是否真的較低，我們可以用一個動物實驗來證實。美國多個大學的一項合作研究，在

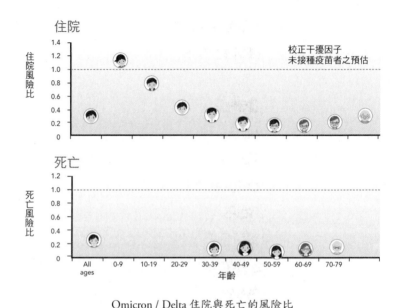

Omicron / Delta 住院與死亡的風險比

資料來源：Nyberg at al, Lancet. 2022 Apr 2;399(10332):1303-1312.

實驗室裡將不同病毒變異株，包括D614G、Delta、Omicron，以鼻噴方式感染貓[4]。

感染D614G和Delta的貓會變得疲倦，並且在感染後第一到三天體溫微微升高。相較之下，感染Omicron的貓仍然處於無症狀的狀態。就鼻腔和咽喉分泌物的病毒量來看，感染三種變異株的貓都可以偵測得到病毒，顯示病毒成功感染了貓。但在感染D614G和Delta的貓身上所測到的病毒量，遠比感染Omicron的貓更高。同時，被Omicron感染的貓，肺部的病毒量也較低。

若以病毒正在複製的指標sgRNA來看，感染Omicron的貓，在其組織中檢測到的sgRNA量，就感染組織範圍而言，都比D614G和Delta少很多。感染D614G和Delta的貓，在其鼻甲、扁桃體、氣管和肺中可以檢測到sgRNA；而**感染Omicron的貓，則只有在鼻甲和氣管發現sgRNA，肺部顯然沒有病毒在複製。**

　　此外，感染Omicron的貓，在所有組織測試中的RNA和核衣殼（N）蛋白質的量都比較低，顯示Omicron在組織分布、感染和複製等等能力，都是比較有限。組織切片也顯示感染Omicron的貓，鼻腔上皮也會出現壞死、上呼吸道上皮變薄，反映出Omicron在貓身上的致病部位限於上呼吸道。

　　另外一個研究則指出，「**組織嗜好不同，決定了病毒的致病性**」[5]。此研究發現，Omicron比較沒有能力感染有跨膜絲胺酸蛋白酶2（TMPRSS2）的細胞，也就是肺泡細胞。

　　單細胞定序研究清楚顯示，TMPRSS2在肺泡I型和II型細胞中的表現量極高。而TMPRSS2可以增強Delta變異株在細胞的病毒複製；同時動物研究亦顯示，Delta能更廣泛地感染肺泡細胞。與Delta變異株相比，Omicron變異株使用TMPRSS2進行病毒複製的效力不彰。**這正是為何Delta病毒原本的致病性（在不受疫苗或人體免疫的影響下）較高，且嗜好感染肺部。而對多數人來說，Omicron則僅止於感染上呼吸道的咽喉部位。**

香港學者甚至發現，Omicron 在上呼吸道的感染和繁殖速度比 Delta 快 70 倍。這或許可以解釋為何 Omicron 的 R 值是如此高。

總的來說，儘管 Omicron 的傳播力高於以往的變異株，且具備免疫逃避的能力，但所幸 Omicron 變異株毒性低，所造成的感染也幾乎是無症狀或輕症。以台灣為例，輕症與無症狀的比例高達 99.54%（中央流行疫情指揮中心 2022 年 7 月 17 日數據）。

▍嗅覺失常與長新冠發生率都下降了

感冒了，嗅覺不靈敏或吃東西沒味道，這是很多人都有過的經驗。

新冠病毒在 D614G 突變出現之後[6]，嗅覺喪失才成為新冠病毒感染的主要症狀。而 D614G，更被認為是提升病毒感染性的重要突變。後來所有的變異株，都含有此變異株的突變。

嗅覺異常在中國武漢的報告只有 5% 左右（D614G 出現前）。到了 Alpha、Delta（均為 D614G 的後裔）流行之際，被感染者約有超過五成的人出現嗅覺異常的症狀。而在 Omicron 流行期，嗅覺異常的症狀又大大減少，挪威的報告是 12%，英國 13%，法國的報告是 8.3%[7]。

美國科學家選擇了每一波變異株流行高峰期六週間的病人，分析嗅覺異常的比例。與D614G病毒株相比，Alpha為50%，Delta 44%，Omicron僅17%[8]。

雖然病毒會導致嗅覺出現異常，但並非人人都會出現嗅覺異常的症狀。這是因為嗅覺異常的比例也會受免疫力的影響，不管是來自疫苗接種或自然感染產生的免疫力。根據波士尼亞的研究，可看出在Omicron高峰的兩週間，從醫護人員的資料顯示（見下表），Omicron感染者出現嗅覺異常最高的比例是25%，發生在未接種疫苗且未被感染過的人身上；最低的比例則出現在已接種疫苗且已被感染過的人，僅有3.8%。因此可以推論疫苗接種或曾經感染過其他病毒株，都可以降低喪失嗅覺的發生率[9]。

組別	嗅覺異常發生率
（第一組）未接種疫苗／以前未感染	25%
（第二組）未接種疫苗／以前感染過	19.2%
（第三組）接種過疫苗／以前未感染	6.7%
（第四組）接種過疫苗／以前感染過	3.8%

除了嗅覺異常發生率較低，Omicron導致長新冠的發生率也比較低。就英國以手機收集的自述症狀來看，Omicron長新冠的發生率只有Delta的23%到54%（也受到Delta盛行時疫苗接種率較低，以及年紀不同與高風險族群的影響）[10]。

另一個目前仍未經同儕審查的日本小型病例對照研究，也顯示長新冠只有在5.6%的Omicron 病人身上出現，Delta則是55.6%。

美國也報導，兒童感染了Omicron之後，「多系統炎症綜合症」（MIS-C）的發生率似乎沒有隨著Omicron的大量確診數字而相應地增加。多系統炎症綜合症好發的年齡層是5-11歲兒童，從預防多系統炎症綜合症的角度來看，也是專家判斷是否讓這個年齡層的小朋友接種疫苗的考量因素之一。

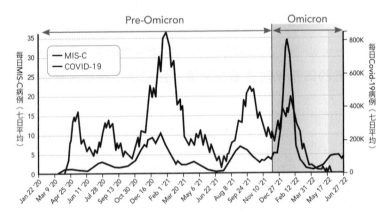

每日 MIS-C 報告病例（灰線）與新冠確診病例（黑線），最後高峰為 Omicron 流行期；可以看到 MIS-C 在 Omicron 時期是相對較少的

資料來源：https://covid.cdc.gov/covid-data-tracker/#mis-national-surveillance

綜上所述，Omicron的出現，因著它的兩個特性，快速傳播及較低的致病性，奠定了全球疫情進展的分水嶺。

未來新冠病毒的突變，預料將會以Omicron為基準長存，並持續變異，同時也會有較低的長新冠發生率。所以在政策面，現階段可以仿流感演變的思維，做為疫情的預測與防疫的準備。且以疫苗接種加碼Omicron的低致病性，藥物治療減低感染的致死率。發揮疫苗最重要的功效，就是把難以避免的病毒感染控制在上呼吸道，意在降低嚴重肺炎及全身性感染。

　　對於已經在地化，且持續突變的病毒，任何國家以清零為防疫策略，將付出無謂且無比的代價，並換來全民逐漸減弱的防疫韌性（細節請見本書第12、13章）。在已有新冠疫苗，且有藥物的2022年，中國仍以清零政策來管制人民的行動，真的與科學防疫漸行漸遠，且已到了違反人權的地步了。

　　結論：Omicron將成為全球在地化的季節性呼吸道感染症，長期與人類共存。

參考資料

1. Brandal, L. T. et al. Outbreak caused by the SARS-CoV-2 Omicron variant in Norway, November to December 2021. *Eurosurveillance* 26, 2101147 (2021)

2. Lambrou et al., Genomic Surveillance for SARS-CoV-2 Variants: Predominance of the Delta (B.1.617.2) and Omicron (B.1.1.529) Variants - United States, June 2021-January 2022. MMWR Morb Mortal Wkly Rep. 2022 Feb 11;71(6):206-211.

3. Nyberg et al., Comparative analysis of the risks of hospitalisation and death associated with SARS-CoV-2 omicron (B.1.1.529) and delta (B.1.617.2) variants in England: a cohort study. Lancet. 2022 Apr 2;399(10332):1303-1312.

4. The Omicron variant BA.1.1 presents a lower pathogenicity than B.1 D614G and Delta variants in a feline model of SARS-CoV-2 infection https://www.biorxiv.org/content/10.1101/2022.06.15.496220v2

5. Zhao et al.,SARS-CoV-2 Omicron variant shows less efficient replication and fusion activity when compared with Delta variant in TMPRSS2-expressed cells. Emerg Microbes Infect. 2022 Dec;11(1):277-283.

6. Khan, Yoo. et al.. Visualizing in deceased COVID-19 patients how SARS-CoV-2 attacks the respiratory and olfactory mucosae but spares the olfactory bulb. Cell 2021; 184:5932–49.e15

7. Coelho DH, et al. Decreasing Incidence of Ch 2 May 3:1945998221097656.

8. Rodriguez-Sevilla. et al., Is There Less Alteration of Smell Sensation in Patients With Omicron SARS-CoV-2 Variant Infection? Front Med (Lausanne). 2022 Apr 12;9:852998.

9. Laura. et al. Does pre-existing immunity determine the course of SARS-CoV -2 infection in health-care workers? Single-center experience. Infection. 2022 Jun 13:1–8.

10. Antonelli, et al., Risk of long COVID associated with delta versus omicron variants of SARS-CoV-2. Lancet. 2022 Jun 18;399(10343):2263-2264.

05 病毒與你：病毒嗜好你的哪個細胞[*]

我們的生命被機緣所定義，即使是那些我們錯過的。

——《班傑明的奇幻旅程》

「有症狀的人，請戴口罩。」

這是長久以來，預防**呼吸道感染**的策略。我們一貫以呼吸道症狀，來辨識誰是那個可能散播病毒的「行動病毒複製機」。但隨著新冠病毒的出現，呼吸道症狀不再適用於辨識感染性與否。於是在疫情蔓延期間，防疫策略是無論有沒有症狀都得戴上口罩，甚至激進一點的作法，直接規定大眾關在家中、減少移動。

但是病毒真的這麼安分，就只待在呼吸道嗎？透過不同研究，我們可以一窺在 Omicron 出現前，新冠病毒在人體內到底「去了哪裡」。

---

* 本文內容所引用的文獻均發表在 Omicron 出現之前。基於 Omicron 與其他變異株在細胞嗜性的差異，本文部分內容不適用於 Omicron 感染。

最受新冠病毒青睞的人體細胞

新冠病毒透過棘蛋白與人類細胞表面的ACE2蛋白質受體結合。與特定細胞受體結合，是病毒「可能」入侵人體的第一個步驟。

那麼人體中哪些地方有最多ACE2呢？不管是口腔或鼻腔黏膜的上皮細胞，都有非常高量的ACE2。

值得注意的是，與SARS病毒相比，新冠病毒棘蛋白與人體ACE2分子的親和力，增加了10-20倍[1]。

也就是說，當你吸入含有病毒的空氣（機率較低），這些新冠病毒在路過上呼吸道之際，附著在上皮細胞的機率可能是SARS病毒的10-20倍。或者更有可能是透過你沾染病毒的手，觸摸鼻腔、口腔、眼睛的黏膜表皮（機率較高），而給了病毒機會感染上皮細胞。這足以解釋，為何新冠病毒最初感染階段，都是先在上呼吸道複製，且被感染的人甚至在沒有症狀的情況下，就具有傳播病毒的能力。這一點與SARS病毒非常不一樣，SARS主要感染下呼吸道，且病人要在肺炎重症發病後3-4天才具有效感染性。

2020年新冠疫情剛爆發時，穿梭在東亞各國的鑽石公主號遊輪[2]，因為一位被感染的乘客在香港上了船，造成全遊輪被隔離在日本橫濱港。最終咽喉試子呈PCR陽性的有712人（占19.2%），其中超過50%的人自始至終都沒有覺

察到病毒的存在，這就是無症狀感染的比例。另外，約有20％的感染者出現下呼吸道肺炎症狀，以及30％屬於輕症的上呼吸道感染。整體來看，最大宗的感染者（80％）呈現輕微或無症狀。

而根據研究，24％的確診者，眼睛結膜試子也會呈PCR陽性，陽性率約可維持五天左右。

現在就很清楚，為什麼防疫宣導一直告訴大家不要用手摸眼睛、嘴巴、鼻子，這是絕對有科學根據的。這些黏膜表皮，就是病毒入侵人體的要害，同時是人體系統受到影響的元凶，值得持續探討。

免疫機制控制病毒不亂竄

病毒在口腔或鼻腔黏膜上皮細胞的複製過程中，我們的身體也不是閒著沒事等病毒大軍進攻。當病毒嘗試與ACE2結合時，人體有足夠的時間，透過自身的先天性免疫反應對付病毒。

當免疫系統開始作用，我們可能會出現發燒、流鼻水、咳嗽等症狀。因為鼻腔與口腔是貫通的，病毒可以緩慢移到口咽、鼻咽、喉咽和整個上呼吸道，附著在黏膜上與ACE2結合進行複製。所以當我們使用快篩劑，無論是鼻咽或是唾液快篩，很容易從這些部位檢測到病毒。

如果身體的先天免疫機制和肺部防禦能力夠強，透過上呼吸道局部的免疫反應，將病毒圍堵並控制，就可以預防病毒侵入下呼吸道和其他器官。病毒感染上呼吸道的表皮，並沒有影響到關鍵的人體功能（嬰幼兒除外，因為他們的呼吸通道較窄小，若有任何發炎腫脹，就可能造成呼吸困難的緊急狀況），因此新冠感染者多數呈現無症狀，或者可能只有輕微的上呼吸道症狀。最終新冠患者在完全無症狀或症狀輕微的情況下，有效地抵抗了病毒的入侵。大多數健康的年輕感染者都是這樣的情況。

但若是入侵的病毒量過高，或個人先天性的免疫力不足，病毒會在體內持續擴散。嚴重呼吸道感染症狀，甚至呼吸衰竭，可能發生在1-3％的人身上，而且經由解剖的結果已證實呼吸衰竭是最主要的死因。德國解剖註冊中心在2021年10月之前就已收集1,129名新冠疫歿者的解剖資料[3]，認定86％的死因為新冠病毒感染，14％為其他共病。研究發現，肺部的病變，以及病毒侵襲肺細胞，以至於大量發炎細胞浸潤，從而得出「嚴重發炎反應造成肺功能衰竭」是最主要的死因這個結論。

新冠病毒讓我們再度正視，肺臟這個重要器官，因其功能所需而座落在如此易受傷害的人體部位。台灣每年的十大死因，肺炎都有上榜，可見不論健康與否，一不小心，肺炎都可能成為終結生命的最後一根稻草。

病毒與你的「表面關係」，可以很長久

我們已經知道新冠病毒嗜好人體的呼吸道，除此之外，它還有其他落腳處嗎？

回答這個問題之前，得先釐清一個重點：不同變異株喜歡去的人體部位不一樣。Delta 嗜好感染肺部，Omicron 的感染位置大多止於上呼吸道的咽喉部位。（參見第三章）

為什麼要知道病毒在我們體內去了哪裡？根據觀察，新冠確診者癒後可能出現各式與呼吸道功能無明顯關係的症狀，也就是現在俗稱的「長新冠」（Long Covid）。病毒學家因此懷疑，病毒是否透過不同機制持續存活在人體內，造成更深層的器官感染，才會導致多元症狀的長新冠出現。這是非常值得探討的問題。

事實證明，的確如此。

除了呼吸道的分泌物及口水（咽喉感染相關）等新冠診斷的主要檢體外，糞便也經常被檢測到病毒存在的跡象，頻繁到可以用下水道的病毒監測系統瞭解疫情的起伏，甚至可以監測變異株的多寡[4]。

腸胃道：病毒長存的溫床

病毒不只頻繁出現在糞便中，還會長期存在某些人的腸胃道內。史丹佛大學團隊進行的長期研究[5]，針對 113 名新

冠輕症與中症的病人（重症已被排除），追蹤研究十個月，收集並分析他們糞便中是否仍有病毒RNA。結果發現，在確診後的第一週內，49.2%的患者糞便中可檢測到新冠病毒RNA；四個月後仍有12.7%的人糞便中檢測得到病毒RNA，但此時這些人的口咽試子的病毒RNA都已呈陰性。而在七個月後，還有3.8%的人糞便中仍能檢測到病毒RNA。仔細分析後，發現胃腸道症狀（腹痛、噁心、嘔吐）與病毒RNA是否持續存在於糞便中具有關聯性。

作者同時提醒，以上研究是在變異株Omicron、Delta出現之前進行的。不同變異株可能對呼吸道與胃腸道有不同嗜好或親和力；可能也會表現出清除率（每單位時間去除某種物質）的差異。這是病毒變異株固有的生物學特點，可能影響潛在疾病的特性。同時病毒如何存在於體內，也會受到自然感染生成的免疫反應，或疫苗接種引起的宿主免疫狀態的影響而有所差異。

另一項多中心的合作研究 [6]，長期追蹤87位新冠確診患者六個月，發現他們的RBD特異性記憶型B細胞數量維持不變（沒有減少），還出現單株抗體細胞有更新的現象，表達的抗體具有更多抗原差異，但病人血清對原始病毒株的中和抗體效價則持續下降。這表示六個月後，這些確診病人體內的B細胞仍持續對新冠病毒製造的分子作出反應，而這些病毒分子的來源就是腸胃道。研究指出，14位確診者當中

有一半可以在他們的小腸中檢測到新冠病毒RNA，同時呈現陽性免疫反應。

病毒不只長存於腸胃，而且還是活跳跳的病毒。另一項研究[7]提供了充分證據。該研究追蹤免疫功能下降的病患，在確診一年之後，還可以從他們的盲腸組織細胞及乳房細胞直接**培養出活病毒**。研究者的結論是，免疫功能低下的患者，同時經歷了長新冠症狀和持續的病毒複製。

整體而言，這些研究結果以及新興的長新冠研究，提高了胃腸道做為病毒長期藏匿之處，且可以長期影響症狀的可能性。

最後我們要問，除了上述提及的部位，還有其他人類的分泌物可以檢測到病毒嗎？我們必須釐清病毒會在哪些分泌物出現，以便在執行防疫措施時，可依重點需求區分輕重緩急的必備資訊，否則防疫很容易落入草木皆兵，造成不必要的恐慌與浪費資源。

▍病毒與你的「深層關係」

人體還有很多體液值得我們監測病毒的去向，如尿液、汗液、精液、母乳、血液等等。

研究發現，母乳偶爾會呈現PCR陽性，但比例不高。而少部分（少於5％）確診者的精液也會呈陽性反應。當母

乳或精液出現病毒時,雖然維持陽性的時間並不長,卻也是病毒已經達到人體系統性深層感染的鐵證。

血液則是最關鍵的,在還沒有疫苗之前,有多項研究探討新冠病人血液中的RNA檢測陽性率[8、9],結果從6%到37.6%不等。另一項研究顯示,血液中病毒血清RNA被清除的中位時間,為入院後七天。每增加一天的病毒血清RNA陽性,死亡率就會跟著增加40%[8]。

無論是透過血液檢測病毒RNA,或是血液中病毒血清的清除時間,這些觀察都顯示病毒可以隨著血液循環入侵不同器官。更有研究指出,27%的住院確診者、13%門診確診者,他們的血液中都檢測得到病毒RNA。研究更發現,血漿病毒量較高者,伴隨著較嚴重的呼吸道疾病、較低的淋巴細胞數值,以及較高的發炎指標,且有較高的死亡風險[10]。

知道病毒會出現在人體的體液中,我們進一步要思考:病毒是否會隨著體液進入不同的器官?

病毒是否會感染其他攸關生命維持的器官,像是心臟、腦部、肝臟、腎臟?從解剖分析因感染新冠而死亡者的資料中,我們可以找到解答。

一篇美國國家衛生院的研究[11],收集了44位病人的解剖資料(2020年4月26日至2021年3月2日間的病例),針對各器官組織,以至少兩種方法進行病毒檢測。研究對象依新冠病毒感染發病後死亡的時間,分為「早期,少於14天」

（17人）、「中期，15至30天」（13人），以及「晚期，多於31天」（14人）。結果顯示，早期因新冠感染死亡的病人，大都顯示出全身性的感染（如下表）。

	14天之內 病毒RNA拷貝/ng RNA	不限時間 陽性比例%（檢體數）
（註：分母為細胞RNA總量）		
呼吸組織	9,210.10	97.7（43/44）
心血管組織	38.75	79.5（34/44）
淋巴組織	30.01	86.4（38/44）
胃腸道組織	24.68	72.7(32/44)
腎臟/內分泌組織	12.76	63.6（28/44）
生殖組織	0.36	42.5（17/40）
橫跨肌肉/周圍神經/ 脂肪/皮膚	27.50	68.2(30/44)
眼部組織	57.40	57.9（22/28）
腦組織	32.93	90.9(10/11)

可見，病毒雖然可在很多組織中被檢測到，但與肺部相比，這些組織的病毒量都很少，差異落在1／160至1／8900倍。而在14天之後，多數病人的病毒量不管在哪個組織都更加減少，僅剩少數人仍可偵測出病毒。不過在晚期病例的病人結腸中，仍可發現存有病毒，這或許可以解釋為何痊癒後一段時間，糞便PCR仍呈現陽性。

值得注意的是，在晚期死亡的六名患者的大腦中，都檢

測到了新冠病毒。

這份研究更指出，有兩例發病七天之內的早期死亡病例，一名只有輕度呼吸道症狀，但在家中發生致命肺栓塞死亡；另一名是無症狀，因其他共病住院時確診，死於共病末期併發症。兩者皆在全身廣泛檢測到新冠病毒，包括大腦，且於多個組織檢測到正在複製的病毒標誌（sgRNA）。這個研究證實，早期確診的病人有全身性感染的跡象，可能是透過血液的病毒敗血症，病毒進而往全身擴散。

至於病毒是否在以上這些組織中複製和繁衍？我們可以針對只有正在複製的病毒才會有的sgRNA為指標進行分析。結果發現，少數在發病七天內就死亡的早期病例中，在某些組織，包括肺、支氣管、鼻甲竇、心臟、縱隔淋巴結、小腸和腎上腺等，仍可培養出病毒。意思就是，病毒存活在這些器官中持續複製繁殖。

至於病毒都是藏在這些組織中的哪些細胞？我們可以從組織切片，用雜交免疫染色法，針對病毒的棘蛋白基因檢測分析。結果如下：

腸胃道：早期病例（3/44）沿著腸道的上皮細胞，以及食道複層鱗狀上皮皆有病毒RNA。含有病毒基因的單核白血球巴聚集體，也在小腸和大腸間質中再次被發現。

心臟：在心臟的心肌細胞、內皮和血管平滑肌、主動脈內膜細胞中都含有新冠病毒棘蛋白基因。胸部淋巴結內的單

核白細胞、心包膜，在間質組織（fiberblast）中也可檢測到棘蛋白基因。不過即便心臟如此重要的器官有被病毒感染的跡象，病人卻很少在急性期出現導致死亡的嚴重心血管徵兆。

神經： 在早期、中期和晚期病例的大腦所有腦葉中，都有少數的神經元、神經膠質（glia）及血管內皮，可檢測到棘蛋白基因。哥倫比亞大學一項針對28個腦部解剖的研究，也證實許多病人的大腦中可以檢測到低量（CT值＞30）的病毒RNA，但免疫染色則呈陰性[12]。亦即病人以為自己沒感染或是已痊癒，但腦中還有病毒。

人類大腦的血管壁有血腦屏障（blood brain barrier, BBB）管制，當血管內的外物想要進入腦組織，都會被管制。除非透過體內特有的路徑，比如跨神經元的跨突觸轉移、透過嗅覺神經進入、血管內皮感染、血球細胞的移動穿過血腦屏障等等。

除了上述三個人體器官和部位發現了新冠病毒的蹤跡，科學家也在腎臟內的多種細胞，包含腎上腺內分泌細胞、甲狀腺的內分泌細胞、胰腺的腺細胞，都檢測到新冠病毒棘蛋白基因。而睪丸、卵巢、子宮內膜多種細胞，也都被證實有新冠病毒基因的存在。

本文提及的研究時間點，都是在疫苗尚未問世的期間。在人類沒有抗體的情況下，新冠病毒確實有能力造成全身性的感染。但即便這些攸關生命的重要器官被感染了，病毒量也都不高，且幾乎沒有案例證明因關鍵器官被病毒入侵而造成嚴重致死的功能障礙。所有病例解剖皆顯示，絕大多數死因仍以肺衰竭為主。

理論上，只要有表現ACE2的細胞，就可以成為複製病毒的細胞。同時只要先天免疫力不足（在疫苗問世之前，人類只能靠先天免疫力），病毒就可以造成全身感染。尤其，病毒RNA在血液中的量是重症與死亡的重要預測指標，同時是罹患長新冠的風險因子。以此類推，抗病毒藥物、疫苗等應可大大阻擋病毒的繁殖與擴散。

所以，把病毒感染限制在上呼吸道，是減低Omicron感染後重症與死亡風險的必要條件。疫情嚴峻之際，雖有各式治療偏方，但唯一有科學實證功效的預防方法，就是接種疫苗。相信身體健壯就有疫苗接種豁免權的人，就是在拿自己的健康下賭注！

結論：新冠病毒（Omicron之前的變異株）的重症率與病毒易造成全身性感染有關。Omicron病毒以感染上呼吸道為主，是致病性較低的病毒。

參考資料

1. Wrapp et al. Cryo-EM structure of the 2019-nCoV spike in the prefusion conformation. Science. 2020 Mar 13;367(6483):-1263.

2. Sakurai et al. Natural History of Asymptomatic SARS-CoV-2 Infection. N Engl J Med. 2020 Aug 27;383(9):885-886.

3. von Stillfried et al., First report from the German COVID-19 autopsy registry. Lancet Reg Health Eur. 2022 Feb 18;15:100330.

4. Amman, *et al.* Viral variant-resolved wastewater surveillance of SARS-CoV-2 at national scale. *Nat Biotechnol* (2022). https://doi.org/10.1038/s41587-022-01387-y

5. Natarajan, et al. Gastrointestinal symptoms and fecal shedding of SARS-CoV-2 RNA suggest prolonged gastrointestinal infection. Med (N Y). 2022 Jun 10;3(6):371-387.e9.

6. Gaebler, et al. Evolution of antibody immunity to SARS-CoV-2. Nature. 2021 Mar;591(7851):639-644.

7. RNAhttps://www.researchsquare.com/article/rs-1379777/v2

8. Hagman. et al. Duration of SARS-CoV-2 viremia and its correlation to mortality and inflammatory parameters in patients hospitalized for COVID-19: a cohort study. Diagn Microbiol Infect Dis. 2022 Mar;102(3):115595.

9. Hogan, et al. High frequency of SARS-CoV-2 RNAemia and Association With Severe Disease. Clin Infect Dis. 2021 May 4;72(9):e291-e295.

10. Fajnzylber, *et al.* SARS-CoV-2 viral load is associated with increased disease severity and mortality. *Nat Commun* 11, 5493 (2020).

11. Chertow et al., SARS-CoV-2 infection and persistence throughout the human body and brain. (chrome- tension://efaidnbmnnnibpcajpcglclefindmkaj/https://assets.researchsquare.com/files/rs-1139035/v1_covered.pdf?c=1640020576)，成書之際仍在評審中。

12. Thakur, et al., COVID-19 neuropathology at Columbia University Irving Medical Center/New York Presbyterian Hospital, *Brain*, Volume 144, Issue 9, September 2021, Pages 2696–2708, https://doi.org/10.1093/brain/awab148）

病毒與你：病毒嗜好你的哪個細胞

06 剪不斷、理還亂的長新冠[*]

像一個乏味的爭論，跟隨著暗藏的意圖，把你引向一個不堪承受的
問題。

—— 艾略特 T.S. Elliot，The Love Song of J. Alfred Prufrock

　　嚴重疾病常會有後遺症，理當見怪不怪，但「長新冠」
這花俏的名稱是怎麼來的？它的來源可不尋常。

　　依據世衛與中國在 2020 年 2 月所發表的聯合報告，新冠
輕症病例的病程，從發病到臨床康復時間約兩週，重症或危
重症患者則為三至六週。

　　當時，在英國及美國的兩名新冠患者，持續受到各式病
症的困擾，超過醫界所設定的期限。他們在推特上，因討論
新冠的長期病程（long-haul COVID），而發現了彼此。於
是**長新冠**（Long Covid）的概念逐漸透過媒體的報導，受到
大量患者的回應。短短幾個月內，長新冠的概念從病患的角
度，轉移到了主流醫界觀點，並出現了各式臨床文獻。

<small>* 本文所引用的文獻均發表在 Omicron 出現之前。基於 Omicron 與其他變異株在細胞嗜性
的差異，Omicron 長新冠的樣貌如何，需等更長的時間才有資料。</small>

「長新冠」算是當代由病人賦予的疾病名稱[1]。這種現象也可說是網路世代病人集結特有的發聲管道。

長新冠最奇特的是，康復後所出現的某些症狀與呼吸道完全無關。臨床發現，病人在新冠病毒感染痊癒後，有可能出現：心悸、胸痛、呼吸急促、頭暈、失眠、嗅覺或味覺改變、記憶力衰退、抑鬱和焦慮、無法專注、腹瀉、胃痛、食慾不振、掉髮、關節痛、耳鳴、耳痛、極度疲倦、全身無力、皮膚出疹等五花八門的症狀。網路上還出現了「腦霧」（brain fog）這個熱搜名詞，用來形容罹患新冠後記憶力衰退、無法專注等腦部相關的病症。

即使有了名字，也受到醫界的重視，還是沒有解決長新冠給人如瞎子摸象的困惑感。研究更發現，被認定為「長新冠的多種症狀」當中，某些症狀也會出現在沒有確診新冠的人身上[2]。科學家推論，或許是因為疫情對社會整體的衝擊、區域封鎖、停課、長久居家等生活中諸多限制，以致影響很多人的身心健康。

如今我們歷經了更長的疫情，也收集到更多資訊，科學界才可以在上百種症狀中，開始理出一些病毒、病理、症狀之間的關聯性。我們已經知道不同的病毒變異株之間，有些症狀集群之差異。而新冠急性期的嚴重程度及住院與否，也可能影響長新冠的發生率。

怎樣才算是長新冠？誰容易有長新冠？

　　根據世衛 2021 年 10 月公布的「長新冠」臨床定義：通常「在新冠病毒感染後三個月內出現的症狀、持續至少兩個月，且沒有其他明顯可被診斷的病徵來解釋這些症狀」。這顯然是一個開放式的定義，前提是要曾經感染過新冠病毒。

　　世衛列出了幾十種可能症狀，沒有說最少要有幾種症狀才符合長新冠的定義。不過至今尚未有實證顯示，這樣的定義獲得研究人員普遍採納。很多研究仍繼續使用一系列不同標準來定義病情（可能因為研究的設計與收案已開始），所以才會出現長新冠的發病率估計範圍為 5% 到 50% 這樣廣泛的數據。此外，早期很多人感染之後，並沒有機會以 PCR 確診，且無症狀或輕症的人也會有長新冠的症狀，使得長新冠病例的估算增加了諸多不確定因素。

　　無論如何，長新冠終究是一個醫療與公共衛生的議題。當全世界在短期間內有這麼多人感染，而感染後有如此高比例的人出現各式各樣的症狀，如何幫助他們減緩這些症狀的干擾，是醫學界的使命與期望。

　　然而，醫學界面臨了一大挑戰，就是若沒有病理基礎的理解，就很難有效治療或預防。總不能頭痛醫頭，腳痛醫腳吧！要更深入瞭解長新冠，或許應該先釐清的是：誰容易得到長新冠？

　　為了更理解長新冠，科學家們深入研究「罹患長新冠的風險因子為何」。從以下幾個研究，我們歸納出數個具有較高機率罹患長新冠的族群：

年長者、女性

　　從文獻探討可以收集到很多資料，包含流行病學特徵的年紀與性別。多數文獻的結論都相當一致[3、4、5]：年長者有較高的長新冠發生率[6]，症狀持續12週或以上的比例，普遍隨著年齡的增長而上升，從20歲的1.2%到63歲的4.8%不等。

　　性別差異也持續受到關注，在一篇文獻回顧中顯示[7]，女性罹患長新冠綜合症（多器官症狀）與男性相較的風險比是1.22，耳鼻喉是2.28，腸胃道是1.60，精神／情緒1.58，神經1.30，皮膚1.29。但腎臟疾病（風險比0.74）與內分泌問題（風險比0.75），女性則有較低的風險。這可能與男女發病前的身體或精神狀況[3、8]有關係，如糖尿病、氣喘、精神狀況不佳，都會提升長新冠的風險。

血液中有新冠病毒或第四型人類皰疹病毒者

　　我們在前一章提到，如果血液中檢測得到病毒，意味著系統性的全身感染。一項跨國研究[8]專注探討每位新冠病人感染發病初期的各種指標，以及其是否可以用來預測長新冠

的發生。科學家從研究中發現,血液中若可以檢測到新冠病毒RNA或第四型人類皰疹病毒(Epstein Barr Virus, EBV),都會增加往後罹患長新冠的風險。此研究的作者強調,很少人血液中同時具有新冠與第四型人類皰疹病毒,顯示兩者是獨立存在的風險。

如果血液中檢測得到病毒,表示病毒可以隨著血液循環到身體各個器官或組織,這很可能就是長新冠有多種不同症狀的源頭。雖說始作俑者仍然是病毒本身,不過受感染者也要處於免疫力低落,無法抗阻病毒擴散全身的狀況下,長新冠才比較可能會發生。這又讓我們更加相信,抵擋病毒的最佳方法依然是接種疫苗,畢竟如果血液中有抗體隨時備用,病毒就沒那麼容易透過血液在身體裡亂竄。

新冠重症患者

新冠急性期的嚴重程度與是否罹患長新冠具有很重要的關聯性。依據世衛所建議的疾病嚴重程度分類,53.9%的輕度新冠患者和82.2%的嚴重新冠患者會有長新冠[8]。此外,在發病初期就呈現五種以上症狀的人,與症狀較少的人相比,長新冠的可能性高出3.5倍。

人體中的抗體可分為IgA、IgD、IgE、IgG、IgM,分別有不同的免疫功能。其中的IgM抗體,是感染後最早反應的抗體,在病毒入侵/發病的第一週,就會開始快速增加,是

早期抗衡病毒很重要的免疫手臂。研究[9]指出，IgM 抗體較低的人當中，罹患長新冠的機率，重症者是輕症者的 2-6.5 倍，且重症者的 IgM 抗體會較輕症者低，但兩者的 IgG 抗體沒有明顯差異。此外，長新冠病人一樣會有較低的 IgM 抗體，這可能就是讓病毒領先人體免疫系統的第一道破口。也就是說：與病毒競賽，起跑不能慢。

有關長新冠的自體免疫特性研究顯示，很大一部分（在某些研究中約為一半）急性新冠重症患者具有自體免疫的抗體[10]。自體免疫抗體就是針對人體自己的蛋白質、DNA 和或其他分子所產生的抗體，會造成嚴重自體免疫疾病，這些抗體就是自體免疫疾病的標誌。還有研究發現，在感染新冠病毒之後，有些病患的自體免疫抗體與新冠病毒的抗體一起上升[11]。不過較具說服力的研究[8]則發現重症與長新冠的病人，在發病之前已經有自體免疫的抗體存在於體內。

肥胖者

肥胖[3、5]除了與疾病嚴重程度相關，也是長新冠的風險因子。這樣的觀察雖然仍無確切的病理研究，但可推測肥胖亦有代謝失調的問題，加上脂肪細胞會釋放促發炎因子，因此肥胖與長新冠的關聯性也可能是透過慢性發炎的病理機制而達成。

兒童

兒童[12]也會有長新冠。在英國7,000名11至17歲的青少年新冠確診者中，約 14%可能在15週後出現與該病毒相關的症狀。這表示在英國可能有數以萬計的兒童患有未確診的長新冠。而以未住院的兒童來說，則有2%到3.5%會罹患長新冠[5]。

變異株似乎與長新冠表現症狀有相關性

從新冠疫情爆發至今，已經出現了多種變異株。如今有研究發現，不同變異株竟也會導致不同的長新冠病症。

從一篇仍未完成同儕審查的研究內容來看[13]，作者依據英國ZOE公司推出的新冠疫調APP（COVID Symptom Study）所收集的數據，針對1,459名感染新冠病毒後症狀持續超過84天或12週的人，以群集方式分析（Cluster analysis），也就是依每人的症狀群集模式，歸納出以下三大集群：

一、**以中樞神經系統症狀為主的集群：Alpha、Delta變異株為主**

症狀包含嗅覺喪失或障礙、疲勞、腦霧、抑鬱、意識混亂和頭痛。此集群的症狀是Alpha和Delta變異株流行期最大的族群，也是早期武漢病毒株的第二

大族群。

二、以心肺症狀為主的集群：武漢病毒株為主

主要反應於肺部功能的破壞，症狀如胸痛和嚴重的呼吸急促窘迫等等，可能表示肺部受損。這是2020年春季原始武漢病毒最大的集群，當時沒有任何人接種疫苗。

三、全身系統性問題和以發炎症狀為主的集群：所有變異株

主要反應於全身性或炎症性、腸胃道症狀、肌肉痠痛，這個集群出現在所有的變異株。症狀包括心悸、肌肉痠痛和疼痛，以及皮膚和頭髮的變化，涵蓋人體所有部位。又被稱為「最嚴重使人衰弱的多器官症狀」。

這樣的歸納集群分析，提供了不同型病毒變異株與長新冠病症的相關性，也佐證了病毒進入腦神經是透過嗅覺表皮的機制，而嗅覺失調則與Alpha和Delta變異株最相關[14、15]；Omicron感染較不會有嗅覺異常，以及較低的長新冠發生率，也證明了每一個變異株確實會以很少的基因差異，造就重要臨床症狀的不同。

長新冠的病理基礎與發生頻率

長新冠的病理基礎至今沒有定論，但根據推論，可能有多個機制導致體內各個器官功能受損。這些機制不一定會互相排斥，有些或許會共同作用。

科學家懷疑，隱匿性病毒持續存在於體內，尤其是腸胃道（見第五章），是一個重要因素，因為有病毒在體內擴散的證據[7]，以及病毒持續存在體內的痕跡[16]，如第三章提到在下水道發現病毒的蹤跡。加上新冠病毒的棘蛋白上可能有超級抗原（導致非特異性免疫的蛋白質）[17]，會持續刺激免疫系統，導致人體免疫失調。

此外，長期的慢性發炎[18]是學界認為可能的重要致病機制，尤其肥胖和糖尿病之類的代謝功能障礙者，已有嚴重急性新冠重症的風險，且有慢性低度發炎的傾向，更是助長了長新冠的生成。

我們也發現，很多病人出現血管內皮功能障礙、凝血功能異常，因為血管內皮的細胞有病毒受體ACE2的分子，而且病人的血液中檢測得到病毒RNA。如再加上長新冠病人的運動體適能下降，也會造成血栓指標的提升[19]。種種跡象顯示持續內皮功能障礙、凝血功能異常，可能是促成持續微血栓並導致長新冠症狀的重要因素。

免疫失調與自體免疫也大大影響確診者罹患長新冠與否[20]。

與健康的族群相比，免疫失調與自體免疫有問題的人有較高的發炎症指標（如 IFN-β、PTX3、IFN-γ、IFN-λ 2/3 和 IL-6），這些指標的組合也在 78.5% 到 81.6% 的長新冠患者身上出現。

以上這些機制都可以單獨或組合解釋長新冠的病徵。以病毒持續存在腸胃道而造成免疫失調為例，存在於腸胃道的病毒，可以透過超級抗原的刺激，而導致免疫失調。有了這些病理機制，便可提供我們探討藥物或治療的方向。

在沒有標準定義的前提下，各地收集資料的標準不同，因此長新冠的出現頻率會因時、因地而有廣泛差異。根據一篇文獻回顧的綜合評估顯示[5]，未住院的成人新冠患者中，長新冠的發生率估計為 7.5% 至 41%；混合住院與未住院的新冠成人患者則為 2.3% 至 53%；住院新冠成人患者為 37.6%。而未住院兒童中，則有 2% 至 3.5% 會罹患長新冠。

根據大流行初期的數據，世衛估計新冠患者罹患長新冠的比率在 10% 到 20% 之間。2022 年 4 月份的一項薈萃分析[21]，發現住院患者的長新冠發病率為 54%，非住院患者的估計值為 34%；女性長新冠罹患率為 49%，高於男性的 37%。這是匯集了全球各國已發表的研究所得出的結論，性別差異應為真，只是科學界現階段未能提供合理解釋。

若回頭看最早期也追蹤最久的武漢病人[22]，會發現 2020 年 1 月 7 日至 5 月 29 日間，武漢因新冠感染住院的 1,192 人

中，兩年後超過一半（55%）的人仍然自述有某些症狀，最常見的是疲勞或肌肉無力。

痊癒兩年後仍有55%的病人出現至少一種長新冠症狀，這個數字與英國的數字相比可能不相上下。英國國家統計局（Office for National Statistics）估計[23]，英國有180萬人（占總人口的2.8%）自述有長新冠的症狀，其中243,000（14%）名長新冠患者是在過去12週內首次確診的新冠病例；761,000人（43%）則有超過一年的症狀；更有380,000人（21%）身體不適超過兩年。

至於長新冠是否確切影響到人們的生活？美國疾病管制與預防中心作了一份研究，其提供的數據[24]，以長新冠是否嚴重影響病人的日常生活為指標，結果顯示已嚴重影響五分之一至三分之一感染者的日常生活，相當可觀。

| 長新冠好得了嗎？怎麼治？

大部分的長新冠患者都會逐漸好轉。一項薈萃分析發現，根據30天到60天的調查，長新冠總罹病率從37%下降到25%[21]。不過有少部分人的健康可能已遭永久性破壞，需要長期醫療照護。例如在武漢，至今仍有11%的患者無法重返工作崗位[22]。

至於治療方法，英國國家統計局的長期追蹤資料顯示[25]，

已有長新冠的人，在接種第一劑疫苗之後，長新冠的症狀減少12.8％，接種第二劑疫苗之後，再減少9％。不過報告中也提到，有些人反而症狀更嚴重。另有牛津大學研究結果發現，益生菌及益生元對於治療長新冠具有一定效力（參見第16章）。

對於西方醫學來說，長新冠的棘手層面是：臨床症狀的多面向。除非對病理基礎有一定程度的解析，否則很難就症狀一一處理。醫學界也很重視這個仍待解決的問題。

同時醫學界也注意到，很多人會尋找並使用各式預防和治療方法，包括抗逆轉錄病毒藥物、青黴素、維生素C、傳統藥物和氯喹或羥氯喹。有鑑於疫情高峰期或封鎖期間，醫療保健的資源普遍不足，這些作為都不足為奇[26]。但還是要注意，這些沒有處方的藥物與療方有些是有害無益，有些則是非常昂貴。

Omicron感染者的長新冠又是如何？

自2022年初以來，Omicron橫掃全球，在短短幾個月的時間感染了2.8億人，各國公衛界嚴陣以待更多長新冠患者的出現。但至今，與Omicorn相關的長新冠浪潮，似乎沒有如預期出現。

台灣的經驗顯示，2021年Alpha病毒疫情所造成的重症

病患以肺炎居多，因此當時的長新冠症狀以肺部纖維化、肺功能下降等居多。而此波Omicron帶給我們的主要是上呼吸道症狀，如咳嗽、喉嚨痛都是可預期的嚴重上呼吸道感染（含氣管炎）後遺症，但也有容易疲累、走路易喘、呼吸急促、胸部不適等症狀，可歸屬於氣管發炎的相關後遺症。

台灣長新冠的症狀統計與國外有所不同，根據台灣醫界的觀察統計[27]，包括：失眠（14.7%）、咳嗽（14.2%）、喘（12.1%）、昏昏欲睡／全身無力／容易疲倦（10.2%）、記憶力變差／注意力不集中（6.4%）、長疹子（5%）、有痰（4.8%）等等。我們可能需要一個病例對照的研究來釐清，因為長期疫情對很多人都產生身心的不良影響，分辨是否為Omicron後遺症，或是其他因素引起，對治療方向是有影響的。

這些國內外流行病學的觀察，應該是應驗了Omicron較弱的毒性，加上疫苗接種，以及過往其他變異株的感染所產生的免疫力，使得病毒較難從上呼吸道向體內的其他組織擴散。就病理學的討論，病毒是否曾經擴散至全身，應該是長新冠嚴重程度的重要指標。

每個新興感染症出現後，遲早都會被列入醫學教科書，但這篇由病人與醫界共同編撰的「長新冠」章節，則還沒能完稿，尤其病理基礎與有效標靶治療的部分，還有待醫學科學界及病患繼續攜手努力。

結論：長新冠症狀因不同變異株而異，Omicron長新冠比例已大減。

參考資料

1. Callard F, Perego E. How and why patients made Long Covid. Soc Sci Med. 2021 Jan;268:113426.

2. Subramanian *et al.* Symptoms and risk factors for long COVID in non-hospitalized adults. *Nat Med* (2022). https://doi.org/10.1038/s41591-022-01909-w

3. Thompson. et al. Long COVID burden and risk factors in 10 UK longitudinal studies and electronic health records. Nat Commun. 2022 Jun 28;13(1):3528.

4. Stewart. et al. Long COVID risk - a signal to address sex hormones and women's health. Lancet Reg Health Eur. 2021 Dec;11:100242.

5. Nittas. et al. Long COVID Through a Public Health Lens: An Umbrella Review. Public Health Rev. 2022 Mar 15;43:1604501.

6. Sudre,. *et al.* Attributes and predictors of long COVID. *Nat Med* 27, 626–631 (2021).

7. Sylvester et al. Sex differences in sequelae from COVID-19 infection and in long COVID syndrome: a review. Curr Med Res Opin. 2022 Aug;38(8):1391-1399.

8. Su et al., Multiple early factors anticipate post-acute COVID19 sequela 2022, Cell 185, 881–895 March 3, 2022

9. Cervia et al. Immunoglobulin signature predicts risk of post-acute COVID-19 syndrome. Nat Commun. 2022 Jan 25;13(1):446.

10. Chang. *et al.* New-onset IgG autoantibodies in hospitalized patients with COVID-19. *Nat Commun* 12, 5417 (2021).

11. Wang, *et al.* Diverse functional autoantibodies in patients with COVID-19. *Nature* 595, 283–288 (2021).

12. Stephenson. et al. Physical and mental health 3 months after SARS-CoV-2 infection (long COVID) among adolescents in England (CLoCk): a national matched cohort study. Lancet Child Adolesc Health. 2022 Apr;6(4):230-239.

13. https://www.medrxiv.org/content/10.1101/2022.07.28.22278159v1）

14. Butowt, et al., Why does the Omicron Variant Largely Spare Olfactory Function? Implications for the Pathogenesis of Anosmia in COVID-19. J Infect Dis. 2022 Apr 25:jiac113.

15. Pacchiarini, et al., Epidemiological analysis of the first 1000 cases of SARS-CoV-2 lineage BA.1 (B.1.1.529, Omicron) compared with co-circulating Delta in Wales, UK. Influenza Other Respir Viruses. 2022 Jul 12:10.1111/irv.13021.

16. Benvari, et al. Gastrointestinal viral shedding in children with SARS-CoV-2: a systematic review and meta-analysis. *World J Pediatr* (2022). https://doi.org/10.1007/s12519-022-00553-1

17. Cheng et al., Superantigenic character of an insert unique to SARS-CoV-2 spike supported by skewed TCR repertoire in patients with hyperinflammation. Proc Natl Acad Sci U S A. 2020 Oct 13;117(41):25254-25262.

18. Scherer. et al., Post-acute sequelae of COVID-19: A metabolic perspective. Elife. 2022 Mar 23;11:e78200.

19. Prasannan. et al., Impaired exercise capacity in post-COVID-19 syndrome: the role of VWF-ADAMTS13 axis. Blood Adv. 2022 Jul 12;6(13):4041-4048.

20. Phetsouphanh, *et al.* Immunological dysfunction persists for 8 months following initial mild-to-moderate SARS-CoV-2 infection. *Nat Immunol* 23, 210–216 (2022). https://doi.org/10.1038/s41590-021-01113-x、

21. Chen. et al., Global Prevalence of Post-Coronavirus Disease 2019 (COVID-19) Condition or Long COVID: A Meta-Analysis and Systematic Review, *The Journal of Infectious Diseases*, 2022;, jiac136, https://doi.org/10.1093/infdis/jiac136

22. Huang. et al. Health outcomes in people 2 years after surviving hospitalisation with COVID-19: a longitudinal cohort study. Lancet Respir Med. 2022 May 11:S2213-2600(22)00126-6.

23. https://www.ons.gov.uk/peoplepopulationandcommunity/healthandsocialcare/conditionsanddiseases/bulletins/prevalenceofongoingsymptomsfollowingcoronaviruscovid19infectionintheuk/4august2022（英國 ONS 網站）

24. https://www.cdc.gov/nchs/covid19/pulse/long-covid.htm（美國 CDC 網站）

25. Ayoubkhani. et al. Trajectory of long covid symptoms after covid-19 vaccination: community based cohort study. BMJ. 2022 May 18;377:e069676.

26. Brown, et al. Long COVID and self-management. Lancet. 2022 Jan 22;399(10322):355.

剪不斷、理還亂的長新冠

27. https://tw.news.yahoo.com/news/%E5%8F%B0%E7%81%A3%E9%95%B7%E
6%96%B0%E5%86%A0%E7%97%87%E7%8B%80-%E5%A4%B1%E7%9C
%A0%E6%AF%94%E4%BE%8B%E6%9C%80%E9%AB%98-201000668.
html

間奏曲

全球公衛總動員

—— 新冠疫苗研發布局比你我想得要早

悲劇成為力量的源泉。

—— 西藏諺語

回到 2019 年末，身在台灣的我們，恐怕很難想像日子將全然改變。我們的日常生活多了口罩、酒精相隨；探望長輩，還要看防疫政策怎麼說。

但是 2022 年，無論你身在哪裡，更難想像的是，假如至今人類還未神速研發出新冠疫苗並大量使用，這世界的樣貌又會是如何？會不會我們到現在還在自主隔離？甚至不幸痛失親友？

在 2019 年之前，科學家同樣難以想像一個全新的疫苗可以在 11 個月之內被研發出來、完成測試、上市施打。

新冠病毒的全基因序列，在 2020 年 1 月 10 日被放到公共平台上供自由取用。一個全新出現的冠狀病毒，在這天正式被公告為武漢疫情的病原。而第一劑針對此病毒的人用新

冠疫苗，於同年3月16日注射進人體，從病毒完成鑑定到疫苗進行臨床試驗，前後僅66天。如此前所未有的疫苗研發速度持續發酵，到了當年底，已經完成數萬人的臨床測試，通過緊急授權使用的法規審查，進入疫苗大量生產，並在多國展開全民施打。

這樣的速度令人驚嘆，已非跌破眼鏡可以形容。

與過往疫苗研發往往曠日廢時的印象相比，許多人懷疑，新冠疫苗是否走了什麼法規審查捷徑？沒有，不用擔心。那麼是疫苗研發科技已經厲害到我們難以想像的境界？不盡然。

最重要的是，地球上有一些人，數十年來不斷努力，他們的視野宏觀、目標長遠，工作進展雖然緩速，卻方向堅定……他們的目標就是要顛覆卡繆筆下的名言：「瘟疫和戰爭總是讓人措手不及。」（引自20世紀存在主義經典小說《瘟疫》）

SARS疫情激起冠狀病毒研究新浪潮

2003年SARS病毒出現，顛覆了過往冠狀病毒低調傳播的形象。它造成一番轟動，全球學界因此掀起一陣研究熱潮，尤其像是探討冠狀病毒S蛋白結構如何與人類細胞受體ACE2蛋白質結合，以及抗病毒藥物、SARS疫苗的研發等

等。然而，由於SARS被人類成功防治，又礙於研究經費的限制，這股熱潮漸趨消退。不過人類對冠狀病毒的認識，以及累積的知識與智慧，並沒有消失。一切都在2020年新冠疫苗與藥物研發的技術面上，提供了爭取時間的捷徑，快速發揮功效。

其中，尤其重要的是對野生動物的研究。科學家在一連串的冠狀病毒爆發後，密集地展開調查探索，主要領軍者是美國國際開發署（USAID）所制定的「新興大流行威脅」（Emerging Pandemic Threats）計畫中的「PREDICT研究計畫」。該計畫包括四個項目：預測（Predict）、因應（Respond）、鑑定（Identity）和預防（Prevent）。

PREDICT計畫旨在找尋可能對人類健康構成威脅的新興感染病原，研究重點鎖定地理上的「熱點」，針對最有可能攜帶人畜共通病原的野生動物，如蝙蝠、囓齒類動物和非人類的靈長類動物，進行病原監測。同時透過與生態健康聯盟（EcoHealth Alliance）的合作，在孟加拉、象牙海岸共和國、剛果共和國、中國、埃及、印度、印尼、約旦、利比瑞亞、馬來西亞和泰國等國，協助提升在地能力並研究高風險野生動植物。這些建立在各個國家的實驗室，其中某些已成為這些國家唯一具分子檢測能力的實驗室。每一個層面的介入點，都對這些國家在2020年的防疫需求有所幫助。

2020年3月，新冠疫情開始蔓延，各國需要準備新冠檢

驗試劑,當時沒有分子生物實驗室的國家,就無法快速進入備戰狀態,因為組裝式的試劑仍未上市。(這是筆者當時在亞洲開發銀行擔任顧問的實務經驗。)

此外,於2018年成立的「全球病毒體計畫」(The Global Virome Project),以動物病毒為監測對象,目標在十年間找出並鑑定99%具有造成人類大流行潛力的人畜共通病毒,用以預測、預防和因應未來可能的威脅;甚至企圖把病原圍堵於天然宿主,預防跨宿主感染人,或至少把危害減到最低。

這一切都默默進行著,好似在為2019的新冠病毒疫情做準備,雖然未曾有人確切預言這場災難將會來臨。

▌警鐘響起,公衛體系開始改造

2003年之後,那些受SARS重創的國家,紛紛針對公衛體系作了不同幅度的調整與重建。中國尤其明顯。在默默吞下國際針對中國隱瞞疫情的指控後,他們沒有多做解釋——他們沒有說的是,國家並沒有能力監測嚴重病例,也沒有能力診斷新興病毒,所以沒有能力揭露疫情。

中國的公衛體系不足以因應當時SARS防疫所需,是非常明顯的。中國政府也深刻明白這個事實,所以在之後的數年間,大手筆撥款,重整各地區的疾病控制體系。同時成立

實驗室、接受國際協助、訓練人才，並與外國簽署長期合作夥伴關係，如美國CDC長期派遣專人駐於北京。這一切努力，加上中國整體經濟的發展，也興起許多私人生技產業，相輔相成地奠定了往後中國快速診斷新興病原的能力，如2014年的A型流感病毒H7N9病毒株的快速分離與診斷；2019年新冠病毒的全序列分析，都高效提供實驗室資料，有利於後續疫苗、藥物研發及防疫措施的制訂。

然而，流行病學的監測、調查、通報、揭露等機制的建立，從實際結果來看，在2003至2019年間，中國似乎進展有限。這是否為極權體系內在結構的特性？相信這會是個很有趣的分析討論議題。

無獨有偶，台灣的公衛行政體系也有令人矚目的改變，包含修訂傳染病防治法、電子化通報系統、公衛防疫醫師體系的建立，更加強化了我們國內的防疫能力。

放眼國際，世衛也在2005年修訂《國際衛生條例》（International Health Regulation），使得世衛接收各國疫情資訊更多元化，也可以主動詢問相關疫情等等，有別於過往世衛面對各國疫情只能處於被動的角色，且只能針對官方資訊做回應。這也是世衛可以在2019年12月31日，主動關切中國武漢疫情的法源。

▎疫苗快速問世的關鍵：流行病防治創新聯盟

從SARS到MERS，及至後來的伊波拉疫情，人類意識到新興感染症的威力非同小可。在我們不注意的瞬間，這些病毒就可以快速傳播，感染眾多人口，不僅威脅人體健康，也對經濟、社會造成極大動盪與不安。

2003到2019年間，多個相關領域與專業人士默默展開一些行動，後來被視為是為了防治新冠疫情所做的準備。

2015年於瑞士舉辦的世界經濟論壇會議上，受到2014至2016年非洲跨國的伊波拉疫情啟發，有人提出了建立一套機制用以研發新興感染症疫苗的想法。隨後兩年內，一個名叫「流行病防治創新聯盟」（Coalition for Epidemic Preparedness Innovations，簡稱CEPI）的國際組織，以公（各國政府）私（基金會、私人慈善團體）合作的模式共同捐獻成立。該組織的成立，是希望在下一次某個疫情爆發之前，整合全球疫苗研發創新技術平台，以期在疫情爆發之際，可以快速應用已建立的技術，完成新興感染症的特異性疫苗研發。他們還肩負一個更重要的任務：讓疫苗依公平原則使用並盡到全球防疫功效。

流行病防治創新聯盟從2015年開始策畫與募資，2017年正式於瑞士達佛斯啟動。最後形成一個政府、私人、慈善和民間組織之間的創新合作（private, public, partnership，

簡稱PPP）夥伴關係，希望屏除國界與政治利益考量，依據世界衛生組織訂定的優先疾病藍圖贊助疫苗研發。

打開流行病防治創新聯盟的網頁，出現眼前的字樣是**「我們要創造一個不再被新興感染症威脅的世界」**。感受到了嗎？流行病防治創新聯盟似乎是代表人類對新興感染症宣戰！

從2017年開始，流行病防治創新聯盟便持續贊助若干疫苗研發計畫，如伊波拉病毒、拉薩病毒、MERS病毒、立百病毒、裂谷熱病毒。除了針對已知疾病贊助研發疫苗，他們也投資新的疫苗研發平台以對抗未知病原體，也就是世界

投資者	金額（各國貨幣）	金額（美金百萬）	方式
娜威	Norwegian krone 1.6 billion	191.8	多年分攤
日本	US$125 million	125	多年分攤
德國	€90 million	102.4	多年分攤
英國威而康基金會	US$100.4 million	100.4	多年分攤
比爾與美琳達蓋茲基金會	US$100 million	100	多年分攤
歐盟	€80 million	89.6	多年分攤
英國	£10 million	12.6	單次
加拿大	Canadian $14 million	10.7	多年分攤
澳洲	Australian $6.5 million	4.9	多年分攤
比利時	€0.5 million	0.6	單次

流行病防治創新聯盟的投資夥伴

衛生組織定義的 X 疾病。

2019 年，新冠病毒出現之前，三個創新疫苗技術平台：RNA、DNA、病毒載體疫苗技術，已完成部分臨床試驗階段，甚至有一個伊波拉病毒疫苗已取得美國的藥證。這些都奠定並提供了 2020 年新冠疫苗研發的快速路徑。往後當新病原出現，只要利用此創新疫苗研發平台（包含法規路徑），直接置換新興疾病的抗原，即可節省許多時間。

流行病防治創新聯盟的網頁在 2020 年 1 月 23 日（武漢封城的同一天），就公告了與三個研發單位（含莫德納公司）簽約，預計將撥款研發新冠病毒疫苗。兩個月後，3 月 16 日，莫德納的 mRNA 疫苗臨床測試的第一劑，順利打入人體。若是沒有一些人在疫情爆發前做了許多準備，這些都不會發生。

不僅如此，接下來數月，流行病防治創新聯盟更陸續與世界各地具有創新疫苗研發平台的研究單位及疫苗廠簽約合作，承諾資助新冠病毒的疫苗研發。

這也是為什麼新冠病毒疫苗的法規路徑與資金，全都在第一時間到位，以及新冠病毒疫苗可以在病毒基因序列公諸於世的 60 多天後，就進入臨床階段。流行病防治創新聯盟功不可沒。

CEPI 所協調的新冠病毒疫苗計畫

Jan 23	**牛津大學** – molecular clamp
	Inovio Pharm – DNA
	莫德納 － RNA
	(NIH and others for further studies)
Jan 31	CureVac － RNA Printer™ lipid nanoparticle (LNP)
Feb 3	GSK － adjuvant
Feb 4	CSIRO – Animal study; scale up Production
Mar 3	DynaVax technology － CpG adjuvant
Mar 10	Hong Kong University – Modified nasal spray
	NovaVax – Protein-coupled nanoparticles
Mar 16	Moderna vaccine trial begins
Mar 18	Oxford － ChAdOx1 vector vaccine

創新平台
RNA DNA疫苗
病毒載體疫苗
傳統平台
全病毒疫苗
次單位蛋白質疫苗

SARS-CoV-2 被發現後，兩個月內流行病防治創新聯盟資助的研發計畫

資料來源：CEPI website news https://cepi.net/news/

世衛也有作為：訂定潛在大流行感染症藍圖

2014至2016年的西非伊波拉大流行，讓公衛界心中充滿愧疚。這個已經出現了將近40年的伊波拉病毒，科學界竟沒有能力研發出藥物或疫苗。

回顧20世紀，每一次伊波拉病毒的疫情爆發，都是在發生地就被控制住，所造成的影響頂多侷限於當地幾百人。但2014年的伊波拉疫情卻顛覆了過去常態，當國際間首次警覺到疫情時，已經有三個國家的首都皆出現病例，且擴散速度相當快。世衛以過往的經驗對疫情作出反應，當然完全不足以控制疫情。因為當防疫措施啟動時，病毒早已經快速

傳播，一快一慢之間產生的落差，一定會讓所有人措手不及，甚至有束手無策之感。

伊波拉大流行更讓非洲以外的國家，感覺到病毒入侵自家國門是遲早的事。於是世衛成立「為優先疾病制訂疫苗與藥物研發藍圖」的專家小組。

科學家訂定全球大流行的防疫策略，必須具有全球性的宏觀角度，同時又得考量不同區域、國家的風土民情，才能有效落實防疫。過往我們對於全球大流行疾病的假想敵，都是以新型流感為主，因為科學家對流感病毒已經有了多年的研究與成果，才得以訂定出一套防疫策略，供世界各國參考採用。但這套大流行應變計畫似乎不是全能，對應不同病毒，都需要調整。

世衛在 2016 年的衛生大會中決議通過，成立為傳染病制訂優先順序，用以做為學界、產業界研發疫苗與藥物的藍圖指引。制訂藍圖的專家小組，列舉出最需要注意的重要疾病。這些疾病可能有潛在的大流行疑慮，或是我們尚未擁有完善的對策。同時專家小組也會針對這些疾病，提出疫苗、藥物研發計畫的建議。此藍圖會持續根據每年狀況調整更新，如 2022 年的疾病列表已加入新冠病毒：

- 新冠肺炎（Covid-19）
- 克里米亞剛果出血熱
- 伊波拉病毒出血熱、馬堡病毒出血熱

- 拉薩熱
- 中東呼吸症候群、嚴重急性呼吸道症候群
- 立百病毒感染症
- 裂谷熱
- 茲卡病毒感染症
- X疾病

並非說這些疾病就一定是人類要面臨的下一波大流行感染症,而是希望讓各界做好準備,該研發的疫苗、藥物就盡早做;該做好防疫策略規畫,就趕快擬訂,不要等到某個疾病真的大爆發才手足無措。

至於列表中的X疾病,指的是要留意某種未知的病原可能會引起的感染症,要以「未知」為假想敵做準備。

終於準備好劍與盾,對抗新冠病毒

藉由流行病防治創新聯盟的資助,以及創新疫苗平台的研發,讓新冠疫苗得以在最短時間內就位,拯救成千上萬的民眾。

此外,世衛為傳染病防治所進行的全球性協調工作其實已行之有年。世衛成立後所執行的第一個計畫,就是建立全球流感病毒株的監測系統,在完成全球天花根除後,世衛也於80年代開始發揮功能,為較貧窮的國家統籌購買當時兒

童所需的六種基本疫苗。2000年，更有比爾・蓋茲之類的慈善家，成立全球疫苗推廣聯盟，即現在大家熟知的全球疫苗免疫聯盟（Global Alliance for Vaccines and Immunisation，簡稱GAVI），目的在於發展孤兒疫苗（因市場考量，私人疫苗產業不會發展的疫苗），旨在集公私部門之力，共同目標是使世界上最貧窮國家的兒童也能公平獲得需要的疫苗。

而在2020年新冠疫情爆發之後，聯合國亦於4月23日的大會中決議：未來新冠疫苗用於防疫，需遵循公平與即時的原則。這也奠定了之後COVAX*免費提供低收入國家取得3%人口所需的疫苗，主要用於第一線防疫人員。

這些組織都是期盼在疫病大流行時能發揮其協調功能，幫助疫苗的緊急採購與分配。至於相關超前部署的努力，面對新冠疫情是否發揮了功效，尤其協助低收入國家在公平機制下取得防疫所需的疫苗等等，則留待世人評斷。

---

* 嚴重特殊傳染性肺炎疫苗實施計畫（COVID-19 Vaccines Global Access，簡稱COVAX）是一個旨在讓全球各國公平獲取疫苗的倡議，由聯合國兒童基金會、世界衛生組織、GAVI、CEPI等組織發起並執行。

抵禦新冠病毒的曙光

第 二 部

預防勝於治療。

07 與生俱來的免疫反應

沒有天賦，技術規則是無用的。
—— 馬庫斯・法比烏斯・坤體良 Marcus Fabius Quintilianus

1770年代的英國鄉間農場，一位替乳牛擠奶的女孩，頂著完美無瑕的肌膚，自豪地對其他同齡夥伴說：「我不會有天花臉，因為我已經得過牛痘。」天真少女不知的是，她得過的牛痘，從現代病毒學的分類來看，就是牛的天花病毒。

依據1837年出版的愛德華・詹納（Edward Jenner）傳記所載，這位後來被稱為「免疫學之父」、「疫苗之父」的英國科學家，之所以靈機一動，使用牛痘來做天花疫苗，就是源於英國鄉間的經驗傳聞：擠牛奶的女孩們比較不會感染天花。

天花是人類歷史上最令人聞風喪膽的疾病，多虧疫苗的普遍使用，已在1980年被人類完全根除。根除的意思是，如今在自然界已經找不到天花病毒，因為人是天花病毒的唯一宿主。這也是最原始「群體免疫」概念的來源：當足夠的人有了免疫力，病原就會逐漸消失。但天花病毒之所以可以

徹底消失，還有兩個條件：一，免疫力持久有效，一旦感染過就不會再感染；二，病毒沒有其他宿主，無法棲身在其他動物身上，也就沒有伺機再起的機會。

在天花疫苗出現之前，天花的致死率是30％。有幸存活的人則會留下永遠的印記：疤痕，最明顯的是臉上的坑坑疤疤。可想而知，為何那擠牛奶的少女如此自豪，因為她得過牛痘而對天花免疫，就像擁有無瑕肌膚的保證。

18世紀的歐洲，每年約有40多萬人死於這種可怕的疾病。印度、中國也都有天花的記載，相關文獻中提到，當時的人們甚至會用痘衣（穿確診天花者的衣服）、痘痂（將皮膚劃傷後置入天花病人的皮膚痂）等類疫苗的概念，讓未感染的人取得抗體。從現代醫學的眼光來看，那些痘衣、痘痂究竟含有多少活的天花病毒很難確認，成功率更是難以預料，甚至還會因為感染而造成傷亡，因而這類方法並未被廣泛使用，繼而失傳。

相對的，詹納的成功，多虧於他用的是牛痘的痘痂。從現代知識解讀，牛痘病毒對人而言是弱毒病毒，即便用的是活病毒，對人也不大會致病。這就是現代「減毒疫苗」概念的緣起。我們熟悉的口服小兒麻痺疫苗，就是減毒的活病毒疫苗。

但是為什麼感染了牛痘，就不會感染天花呢？這一切，要從人體神奇的「免疫反應」說起。

免疫系統層層關卡守衛健康

人類對微生物的第一道防線是「物理性屏障」，也就是我們的皮膚。皮膚的角質層可以隔絕環境中的微生物，是一個完美的保護牆。對病毒來說，它們必須進入細胞，才可藉助活細胞內各種分子生物的活性機制，完成複製與繁殖。而人體皮膚的角質層不提供這樣的活性機制，也就讓病毒無從侵入。

雖然人體皮膚聽起來是個難以攻入的堅固城牆，但有個很重要的前提：表皮沒有傷口。一旦有了傷口，角質層出現裂縫，微生物就可趁虛而入，侵入人體。

從人體的角度來看，闖進體內的病毒就有如「誤闖女兒國的男人」，一看就知道是外來的。對於外來物入侵，人體只要辨識得出來，第一時間就會啟動層層防禦機制，避免外來者層層進攻。

以新冠病毒為例，帶有一根根棘蛋白的新冠病毒，雖然無法穿透人類的皮膚，但它在人類的黏膜表皮上可說是通行無阻。在對抗病毒的戰役中，黏膜表皮就像是人體防衛結構的「阿基里斯踵」*，脆弱又不具防衛功能。偏偏眼睛、嘴巴、鼻子等處的黏膜表皮，剛好又是我們經常會用手去觸摸

---

* 希臘神話中，阿基里斯兒時被母親海洋女神忒提斯，提著腳後跟放入冥河中，以天火粹煉全身刀槍不入，然而因為後腳跟被抓著，沒浸到河水，成為他身上唯一弱點。

之處，而我們的雙手就是攜帶病毒的媒介，使得黏膜表皮成為病毒入侵的要害。而鼻腔是人類呼吸生命之源空氣的必經之地，只要空氣中含有病毒，又剛好有機會透過鼻腔黏膜入侵人體，就會形成呼吸道感染。

新冠病毒表面那一根根棘蛋白上，有一段可以與細胞受體結合的範圍（receptor binding domain，簡稱RBD），能夠與人體細胞表面一個叫做血管收縮素轉化酶2（ACE2）的新冠病毒受體結合。病毒的RBD與人體細胞ACE2結合，就像是鑰匙相對於鑰匙孔，非常具有特異性，也就是說不是隨便一把鑰匙都可以開啟人體ACE2受體。反之，具有此ACE2受體的人體細胞，就有機會被新冠病毒感染。

在與細胞受體結合後，病毒表面的棘蛋白會歷經一系列過程與細胞膜結合。被人體酶素切割後，病毒的RNA基因，就得以進入人體細胞，並開始進行蛋白質轉譯、RNA複製，再將病毒蛋白、加上複製的RNA 基因，組裝成顆粒，最後將病毒釋放到細胞外，完成一輪複製。（見右圖）

這一連串的過程，人體免疫系統難道會坐視不管？當然不會。此時，人體就會啟動兩種免疫反應，對抗外來的病毒。

先天性免疫反應（Innate Immunity）

人類與生俱有的免疫反應，對任何侵入細胞的微生物都

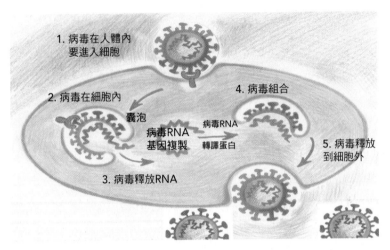

1. 病毒在人體內要進入細胞

2. 病毒在細胞內

囊泡

病毒RNA基因複製

病毒RNA轉譯蛋白

3. 病毒釋放RNA

4. 病毒組合

5. 病毒釋放到細胞外

冠狀病毒與人體細胞結合與病毒複製的過程

會啟動一系列的分子訊息傳導，藉此遏止病毒複製、分泌可溶性蛋白質警惕附近的細胞、吸引具吞噬作用的血球細胞、引起發炎反應等等。以新冠病毒為例，若病毒在上呼吸道如咽喉、鼻腔黏膜細胞內複製成功，此時人體可能會出現一些病症，如咳嗽、流鼻水，甚至發燒等發炎的表徵。

從實驗室的病毒感染細胞實驗，我們可以發現這類先天性免疫反應，最早在病毒進入細胞後 15 至 30 分鐘，就會啟動一系列的訊息傳導，最終會產生干擾素及干擾素的下游抗病毒作用。以新冠病毒而言，假如入侵的病毒量不多，很可能在入侵之際，透過免疫反應就可以有效抑制病毒的複製，沒有造成感染。這也是為什麼新興感染症的防疫，會格外強

調要注意病毒攝取量。一次攝取太多的病毒量，先天性免疫反應會處理不來，無法將病毒控制在局部的上呼吸道黏膜表皮，導致快速造成更深層的感染，如下呼吸道感染所引起的肺炎，也就是我們所說的新冠中重症了。而有一些先天性干擾素缺乏的人，難免會導致感染後發展成症重的病例。

特異性免疫反應（Adaptive Immunity）

特異性免疫反應，指的是針對每一種病毒所產生的抗體（antibody），或細胞免疫反應。這類免疫反應，在第一次接觸病毒之後需要幾天的時間，才會出現成效。這種特異性的免疫力通常具有免疫記憶，這也是為什麼通常第二次感染的症狀會比第一次輕，以及為什麼會有所謂的小兒傳染病，如百日咳、小兒麻痺——從小被感染過就具有免疫力，長大後就算再次接觸病毒，因有免疫力的保護，不會產生症狀，或僅有非常輕微的症狀。針對現代小兒傳染病，我們主要透過接種疫苗，讓孩子獲得特異性的免疫反應。至於此類特異性免疫反應如何透過細胞與分子的機制進行，將在下一章詳述。

主動免疫，幫助人體時刻備戰

詹納讓健康的人感染牛痘，藉此避免感染死亡率更高的

天花病毒，其實就是在人體內啟動了「主動免疫」[†]。主動免疫可以持續存在，也就是接種了疫苗之後，人類產生了與感染所刺激出來的相同免疫力，當再次遇到同樣病毒時，免疫力就可以派上用場。牛痘與天花本就同屬正痘病毒屬（Orthopoxvirus），兩者「血緣相近」，有許多相似之處，所以感染了牛痘雖然僅會出現輕微的病症，卻讓人類擁有了對抗牛痘病毒的抗體，同時也能用來對抗天花病毒。

透過模仿感染病原，在免於致病或僅有較輕微病症的條件下，刺激人體產生特異性免疫力，這就是後來所有疫苗接種的理論基礎。

20世紀是人類以疫苗控制傳染病的輝煌時期，各種常規使用的小兒疫苗，及至大人小孩都適用的狂犬病疫苗、流感疫苗、肺炎雙球菌疫苗等等，都讓人類對多種傳染病沒有後顧之憂。

面對新冠病毒這個新的敵人，人類研發出新的疫苗技術平台，以史無前例的速度，製造出有效對付新冠病毒的疫苗。同時我們進行有史以來最大規模的疫苗注射計畫，用以降低病毒傳播速度、重症率以及致死率。

[†] 既然有主動免疫，當然也會有「被動免疫」。新冠病毒的疫苗被研發出來之前，醫學界會將痊癒者的血清（含有抗新冠病毒的特異性抗體，也就是可中和病毒的抗體）當作藥物，注入剛發病的病患體內。這種醫療性抗體也可以將病毒中和，而達到抗病毒的效果。但所給的抗體，用完就沒了，這是被動免疫的本質，做為急救用，無法使人體產生免疫記憶

08 疫苗，假冒的入侵者！

每一個生物現象，都可以縮減成分子機制。

接種疫苗，就像是給身體進行一場軍事演習，而疫苗就是那個仿冒的敵人。敵人來了，我們的身體會啟動層層的防衛系統，真槍實彈上場，將它給制伏，防衛過程，一來一往，洞悉了敵人的特有屬性。而這個防衛的流程，凡走過必留下記憶（免疫系統的長效細胞）。

下次來了一個真的敵人，我們體內的免疫細胞會直接加以辨識，更快啟動精準的防衛方式。若是敵人久久之後才來，免疫系統尚有記憶可以喚醒，一樣可以有效抵禦。

在這樣的演習中，攸關勝負的關鍵，在於疫苗，也就是那個冒牌貨，是否能夠準確無誤且逼真地扮演身體的敵人？

▌疫苗模仿病毒刺激免疫反應

在人體的特異性免疫反應中，疫苗扮演了「模仿病毒」

的角色，刺激免疫反應。看看下圖，病毒來了，免疫系統如
何運作以建立免疫力：

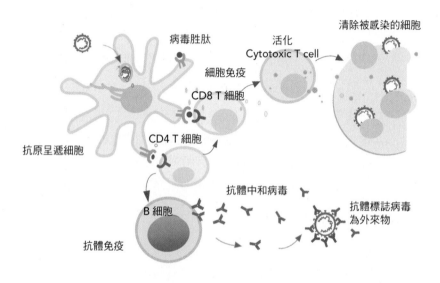

病毒感染如何刺激免疫反應

　　當病毒進入人體細胞，藉由人體細胞開始大量繁殖，將
一顆顆病毒往細胞外送的時候，身體的免疫系統就會像國防
軍事體系一般，啟動反制的功能。

　　第一個啟動的，是一個在附近巡視外來物，而且可以把
病毒吞噬的細胞。這個細胞依照它的功能，被叫作抗原呈遞
細胞（antigen-presenting cell，簡稱APC）。

　　抗原呈遞細胞可以吞噬病毒，將病毒消化之後，再把重

要的蛋白質切成小片段，就是所謂的病毒蛋白胜肽（peptide）。緊接著，病毒蛋白胜肽會與一個叫做「白血球組織抗原」（human leukocyte antigen）的分子結合，這個結合物會被呈現在這個抗原呈遞細胞的表面，刺激 T 淋巴細胞，活化細胞免疫反應，並分泌激素等小分子，刺激未成熟的 B 細胞成熟來產生抗體，並促使免疫細胞反應，將受到病毒感染的細胞清除掉。

另一方面，病毒或是病毒衍生的抗原也可以直接藉由淋巴循環進入淋巴結，被淋巴結中的一個特殊細胞*捕獲，可以活化很多淋巴細胞，包括未成熟的 B 細胞有機會接觸到抗原而活化成熟。這也是為何接種疫苗後，有人腋下淋巴結會腫脹疼痛。

B 細胞可以通過表面的受體（B cell receptor）直接結合病毒或是病毒的任何部位而活化。尤其在病毒已經進化出破壞 TLR 信號†傳導的策略時，這個 B 細胞表面的受體更為重要。

受到刺激且活化的每一株 B 細胞，會成熟並產生一種特異性單株抗體，而我們血清裡面的抗體是很多種單株抗體的綜合。這些單株抗體中，有一些具備中和病毒的能力；也就

---

* follicular dendritic cells，屬於淋巴結中專門用來讓外來抗原集中，刺激基質細胞。
† Toll 樣受體（TLR）是在先天免疫系統中具關鍵作用的一類蛋白質，通常在巨噬細胞和樹突狀細胞等前哨細胞上表達，可識別源自微生物的結構分子。

是說，當抗體與病毒結合之後，病毒就失去感染下一個細胞的能力了。

就新冠病毒而言，多數中和抗體（neutralizing antibody）都是針對棘蛋白上面的一些特殊部位產生的，且大部分集中在棘蛋白與受體結合的那段範圍內，稱之為受體結合區（receptor binding domain，簡稱RBD）。

那麼疫苗又如何刺激免疫反應，同時不會造成病毒的毒性影響人體？事實上，儘管疫苗種類很多，但最主要的策略都是「模仿病毒」，讓抗原呈遞細胞辨識外來物，再將之吞噬。

以下介紹的不同技術平台的疫苗，都可以模仿病毒並成功讓抗原呈遞細胞加以吞噬，繼續以同樣步驟刺激下游的免疫反應。

傳統疫苗：全病毒疫苗

以傳統疫苗製造平台的作法來說，採用的是全病毒疫苗，又可分成減毒疫苗（Attenuated vaccine）與滅毒（去活化）疫苗（Inactivated vaccines）。

所謂減毒疫苗指的是病原體的毒性與致病性被削弱，但保有活性，若將其注射進人體內，雖然同樣會感染細胞，但不會引起病症或症狀非常輕微，卻可藉此有效刺激人體的免

疫反應，進而使人體獲得抗體。減毒疫苗雖有諸多潛在好處，但需耗費很長的程序與時間，確定它的毒性真的弱到對人類不會致病。從新冠疫苗的緊迫需求來看，實在不容許如此冗長的研發時間，因此沒有任何新冠疫苗是採用此種作法。

　　滅毒疫苗則是直接將病毒殺死，再將其製作成疫苗，注入人體刺激免疫反應。新冠疫苗中採用滅毒疫苗方式製成者，以中國製疫苗為代表。作法是從患者身上採集病毒，在非洲綠猴腎臟細胞（Vero cell）穩定培養後，進入細胞工廠大量生產病毒，並利用化學藥劑殺死病毒，最後純化，製作出疫苗。

　　你或許會好奇，為什麼台灣及西方國家的新冠疫苗，大都沒有採用滅毒疫苗？主要是因為，在研發SARS疫苗的過程中，科學家曾發現滅毒疫苗用在動物實驗中出現一種不良反應，叫抗體強化的病毒感染（antibody-dependent enhancement）。也就是說，接種SARS滅毒疫苗的實驗動物，後來感染SARS病毒反而出現更嚴重的病症。原因是病毒表面具有很多可刺激抗體的結構，所刺激的抗體並不具中和能力，卻可以與病毒結合，更有效地將病毒帶到細胞表面。在中和抗體不足的情況下，更容易造成細胞的感染。（如登革熱四種血清型的病毒，會因先後感染，而使既有的抗體中和性不佳，甚至還會協助把病毒帶到細胞表面，提升病毒感染

的效率,而造成更嚴重的感染病徵。)

新冠疫苗的研發有時間壓力,大部分產業界與科學家會盡量避免任何可能導致研發失敗或延誤的風險。因此大多數國家與疫苗公司並未採用滅毒疫苗技術來研發新冠疫苗。再者,滅毒疫苗研發過程需要培養病毒,而這需要高生物安全等級的實驗設備才能做,對大量生產的成本負荷相當高。

但話說回來,滅毒疫苗還是可以有效地被抗原呈遞細胞辨識,經抗原呈遞細胞吞噬處理後,進入下游的免疫反應。從大量接種後的臨床經驗來看,所幸並未發現抗體強化的病毒感染不良反應,只是此類疫苗的中和抗體效價普遍較低。因為病毒表面非中和性抗原,刺激太多沒有中和能力的無效抗體。

傳統新型疫苗:次單位蛋白質疫苗

如果我們可以找出病毒刺激人體產生中和抗體的最重要部位,把這個部位的蛋白質做出來,再注射到人體內,就可避開病毒感染的毒性,且能刺激中和抗體的產生。

這樣的想法,即是次單位蛋白質疫苗(Protein-based vaccine)的原理。

科學家先找出病毒可刺激中和抗體的蛋白抗原,再利用基因工程的技術,製造出含有這種蛋白抗原的疫苗。不過因

為這些次單位蛋白質疫苗的體積較小，且分子結構無法刺激抗原呈遞細胞產生發炎反應，因此無法充分活化 T 細胞，從

蛋白質疫苗（例如：高端、Novavax）

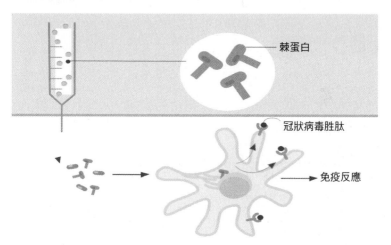

棘蛋白

冠狀病毒胜肽

免疫反應

次單位蛋白質疫苗進入體內，會被抗原呈遞細胞吞噬，切成小的病毒胜肽，之後呈遞給 T 細胞，接著走一樣的免疫刺激路徑，或直接與 B 細胞受體結合，啟動免疫反應

次單位蛋白質疫苗	
優點	1. 成分單純 2. 安全性高 3. 人類使用歷史經驗悠久，可預測性高
缺點	1. 需添加佐劑，佐劑的選擇關係到免疫反應趨向 2. 蛋白質的抗原結構及表面醣化難以確認是否與病毒完全相同 3. 研發、製造所需時程較長
代表疫苗	高端、聯亞、國光、Novavax 新冠病毒疫苗

而無法產生免疫反應。所以在製作過程中會加入所謂的「佐劑」（adjuvant），最傳統的佐劑，就是協助將抗原聚集成較大的體積，刺激發炎反應，以增強其刺激免疫反應的效果。

以新冠病毒的次單位蛋白質疫苗來說，就是利用新冠病毒的棘蛋白當作抗原來製作疫苗。也因為此疫苗給予呈遞抗原細胞的指令相當集中，沒有其他無關中和效力的抗原來競爭，因此次單位蛋白質疫苗比起全病毒滅毒疫苗，可以產生更高比例的中和抗體。

特別要說明的是，也有一些疫苗僅取用與細胞結合範圍的棘蛋白RBD來製作疫苗。但因為這樣的抗原體積更小，需要有更好的佐劑才行。

▍創新疫苗技術平台：核酸疫苗、病毒載體疫苗

台灣人熟悉的幾種進口疫苗，像輝瑞、BNT、AZ，都是所謂的創新技術平台所製造的疫苗。

基因核酸疫苗（Nucleic-acid vaccine）的基本原則，就是直接把我們所需的病毒基因片段，製作成可以直接轉譯成蛋白質的RNA片段（RNA基因片段的前端與後端都會外加含有與人類細胞一樣的啟動轉譯、停止轉譯特有的訊息結構〔5'端的cap structure、3'非翻譯區UTR、3' poly(A)尾〕讓人體細胞的轉譯酶素誤以為是自己細胞的蛋白質來轉

譯），當作疫苗打進身體裡。

　　病毒一定要進入細胞後才能開始轉譯蛋白質並複製病毒。核酸疫苗亦然，需要有可以進入細胞的機制，才能轉譯屬於病毒的特定蛋白，當做刺激抗體的抗原。所以，新冠病毒棘蛋白的RNA需要以油脂結構包覆，利用油脂與人類細胞相近的特色，讓兩者融合，並把病毒棘蛋白的RNA送進人體細胞質。

　　棘蛋白RNA在接種處的人體細胞質（最有可能是肌肉的橫紋肌細胞）內，不斷製造棘蛋白，並將之送出細胞外。一旦人體抗原呈遞細胞發現某細胞釋放出大量棘蛋白，就會

核酸疫苗（例如：BNT、莫德納）

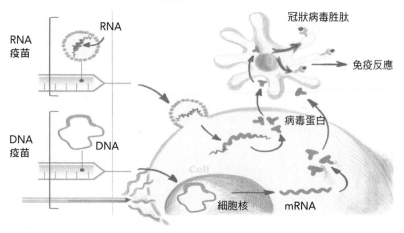

將病毒的RNA片段打進身體裡，轉譯成屬於病毒的特定蛋白，做為刺激抗體的抗原，刺激人體免疫反應

核酸疫苗	
優點	研發製程速度快，可應付緊急所需
缺點	穩定度低，需低溫運送，臨床經驗較少
代表疫苗	莫德納、輝瑞BNT新冠病毒疫苗

來吞噬這些外來蛋白，接著完成一連串我們先前講述過的免疫反應。之後人體產生的抗體，就跟直接接觸病毒而產生的中和抗體是一樣的。

核酸疫苗理論上可以利用RNA或DNA進行加工，也有人研發新冠病毒DNA疫苗，只是尚未成功。目前市面上大家注射的mRNA（messenger RNA，訊息核糖核酸）疫苗，就是核酸疫苗的一種。

病毒載體疫苗（Viral vector vaccine）也是屬於基因疫苗的新創平台之一。為了要讓基因可以進到人體細胞內，科學家就把新冠病毒的棘蛋白基因，以基因工程的技術放進腺病毒中。這個腺病毒原本就可以進入人體細胞，也可以製造蛋白質，只是最後沒辦法完成病毒本身的複製，只能製造棘蛋白。

腺病毒進入人體細胞製造了新冠病毒棘蛋白，一樣被送出細胞外，接著被附近的抗原呈遞細胞辨識，並做出適當的反應，同樣可以達到刺激免疫反應的功能。

理論上我們需要什麼樣的中和抗體，就提供專門用以刺

激中和抗體的抗原（以新冠疫苗來說就是新冠病毒上的棘蛋白）。這種高特異性的疫苗，理論上比較沒有與中和抗原不相關的不良作用。

病毒載體疫苗（例如：AZ疫苗）

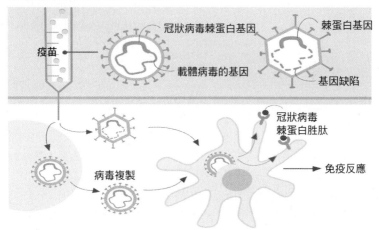

把新冠病毒的棘蛋白基因，以基因工程的技術放進腺病毒，腺病毒進入人體細胞製造新冠病毒棘蛋白，接著被抗原呈遞細胞辨識，刺激免疫反應

病毒載體疫苗	
優點	1. 病毒的RNA更容易進入細胞並刺激抗體產生 2. 研發製程速度快，可應付緊急所需
缺點	腺病毒會產生抗體，重複施打，會受腺病毒抗體的抵制，降低免疫反應的效果
代表疫苗	牛津大學與阿斯特捷利康製藥合作研發的AZ新冠病毒疫苗、嬌生新冠病毒疫苗、俄國衛星五號疫苗

| 創新疫苗技術平台的疫苗真的比較好嗎？

若從製造所需的時間來看，無論研發或生產，創新疫苗無庸置疑比傳統技術要來得快速且有效，單位時間內可有效製造更多疫苗；若從疫苗抗原性的精準度來看，創新疫苗採取的方式都是讓人體細胞自己製造棘蛋白抗原，與病毒進入人體、刺激人體製造的抗原是一樣的；從效力看，創新疫苗是讓人體以接近自然感染的方式，刺激產生抗體，因此所產生的免疫力也會比較像自然感染那般強烈、長久。

相反的，傳統技術次單位蛋白質疫苗，是在人體外由實驗室製造蛋白質，有可能 3D 結構沒辦法精準地重現病毒原來的蛋白質結構，因而影響到精準度與效力，因此研發製程中的品質檢測與保證更為重要。製作時間也更長，耗費成本更高。

不過創新疫苗並非沒有任何缺點，核酸疫苗需要極低溫保存與冷鏈運輸，並非每個國家、地區都有如此的保存與運送能力，因此提高了接種疫苗的困難度。再者，兩種疫苗都缺乏長久的臨床經驗，雖然新冠疫苗推行一年多來已經施打了以億計算的數量，但對於疫苗長期的效果仍存在未知與疑慮。也因為在成人身上都有這樣的顧慮，更會影響家長讓兒童施打的意願。

09 提升疫苗反應的祕訣

光有知識是不夠的，還要懂得運用；光有意願是不夠的，還要有所行動。

——歌德 Johann Wolfgang von Goethe

打了疫苗，卻沒有產生足夠的抗體？這樣的情況可能發生嗎？答案是，有的。

疫苗再好，還是會有少數接種者對疫苗反應不良，而導致所謂的「初級疫苗失敗」（primary vaccine failure）。意思就是接種了疫苗，卻沒產生足夠具保護性的抗體。

在現代疫苗學的發展歷史上，B型肝炎疫苗問世之際，此類「原發性疫苗失敗」的案例，特別引人注意。約5%的B肝疫苗接種者，體內沒有產生抗體。這種無反應的原因尚不清楚，但可能具有遺傳易感性（因特定環境條件、生活習慣影響，促發某種遺傳性健康問題）。不過更傳統的疫苗，如流感疫苗，向來都有年長者或慢性病患者對疫苗反應不佳的現象。年齡與疫苗反應的關係一直都是存在的，如在嬰兒期，也會因為免疫系統還未成熟，導致小於六個月的嬰兒對

麻疹疫苗反應普遍不足的困境。在成年人族群，導致疫苗反應不佳的原因，是疫苗研究者長期以來非常感興趣的議題。

至於老年人，特別容易受到缺乏運動的影響，因為缺乏運動的特徵與自然衰老的結果似乎是重疊的，如罹患心血管疾病、癌症、糖尿病、肌少症和認知障礙等傾向。不僅如此，免疫功能也與年齡息息相關。免疫功能的喪失或免疫老化，是指人體中最基本的免疫資源逐漸退化或耗盡，而免疫老化與上述常見的老人疾病相關。

免疫老化主要是受低度慢性發炎所驅動，而適度的身體活動，已證明有可能透過調節全身低度發炎來增強免疫系統，且可以降低與年紀相關的併發疾病的風險。

從流行病學的角度來看，我們總是要試著找到可改變的風險因子，介入並改善人類的健康狀態。要怎麼做，才能讓疫苗反應更好？效力更強？或許，我們已經找到了某些可介入的因子了。

▎身體動一動，疫苗反應好

我們常說：「活到老，學到老。」這時候若加上本章開頭歌德的那句名言，就再恰當不過了。我們不僅要學習知識，還要加以運用、採取行動；知識對腦袋有好處，運動則會為身體帶來多面向的裨益。眾人耳熟能詳的俗諺，或許要

添上一筆：「**活到老，學到老，動到老。**」

有個非常有趣的臨床實驗[1]這麼告訴我們。

針對若干不同性別的受試者，科學家要他們在接種疫苗前六小時，針對接種的那隻非慣用手臂，進行三角肌、肱二頭肌的重量訓練。結果發現，經過重量訓練後，女性對疫苗的抗體反應有所增加，而男性的細胞免疫增強的干擾素-γ反應（細胞在病毒感染後所分泌的觸發免疫系統作用的特異性醣蛋白）也更加提升。

無獨有偶，另一項研究[2]，對象為年齡約70歲且長期不運動的長者，他們對於每年季節性流感疫苗反應都有不佳的紀錄。科學家將老人們隨機分組，A組給予10個月中等強度的有氧訓練；B組則只有接受柔軟度與平衡訓練。10個月後，A、B兩組分別接種了季節性流感疫苗，兩相比較之下，接受心肺運動訓練的A組受試者，有較高的流感病毒抗體反應。

此外，新加坡的一個研究[3]，針對華人社區中接種流感疫苗的56名年長婦女，給予運動手環，用以監測每日身體的活動程度。結果發現，行走更多的人，她們平常那些抗衡發炎的指標（如IP-10和Eotaxin）會較低，且與單核細胞／巨噬細胞吞噬作用*相關的基因表現是上調的。在接種疫苗後，施打部位周邊血液中的單核細胞和漿母細胞的擴增更

---

* 單核細胞是人體免疫系統中的一種白細胞，也是血液中最大的血細胞。單核細胞產生於骨髓，在血管內為單核細胞，血管外就變成巨噬細胞，能吞噬、清除受傷和衰老的細胞及其碎片。

大。研究發現，單核細胞反應和接種H1N1後的抗體效價之間存有正相關；在行走較多的年長婦女身上，發現18個月後的第二次疫苗接種，顯示出更高的B型流感抗體誘導。要知道，B型流感疫苗普遍抗體反應都比較差。

我們可以下一個結論：與活動較少的年長女性相比，身體活躍程度較高的年長婦女，在接種疫苗後的免疫反應較佳。而且我們相信對男性也會有類似的正面效果。以下是另一個有趣的實例。

一項針對65歲以上的長者所進行的疫苗反應研究[4]，顯示有長期運動習慣的長者，對流感疫苗有明顯較佳的抗體反應。而且，只要有運動，不論劇烈或和緩，都可以讓接種流感疫苗後的抗體效價達到保護性的標準（≥40）（如右圖）。

雖然年長者對流感疫苗反應不良，一直是疫苗產業界亟欲改善的問題。但從科學實據來看，其實只要稍微改變個人行動，也可以替自己增加疫苗反應強度。

不僅老人可以受惠於運動後疫苗抗體增加，運動對中壯年人同樣有用。另一篇文獻薈萃的分析，發現定期運動對多種疫苗的接種者，都有增加抗體的效果，同時減低了31%社區感染疾病的發生率，以及37%感染後死亡的機率[5]。從研究報告亦可以知道，即便是在接種疫苗前只進行單次相對劇烈運動，也被認為是增加對疫苗接種產生的免疫反應的有效策略[6]。

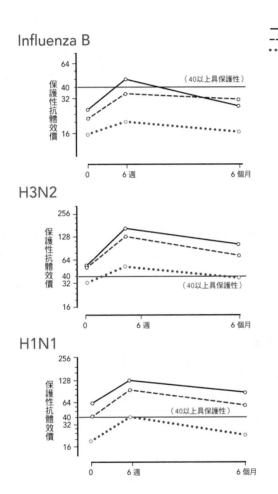

Influenza B

H3N2

H1N1

上圖分別代表不運動的老年人、有緩和運動的老年人、有劇烈運動的老年人，對於 B 型流感病毒、A 型流感 H3N2、A 型流感 H1N1 等疫苗的抗體效價反應。可以看到，沒有運動的老年人抗體效價始終不如有運動的老年人（不分劇烈緩和）；劇烈運動與緩和運動的差異不是很大，顯示只要有運動就能幫助身體產生抗體

提升疫苗反應的祕訣

年紀是疫苗反應的剋星，但有解套方法

人類對流感疫苗的臨床經驗，已有約80年的歷史。年長者對流感疫苗的抗體免疫反應普遍不如年輕人。而流感疫苗的抗體效價，是可直接推算保護力的。也就是說，疫苗對於年長者的保護力較低。

但年長體弱，真的是一個不能改變的事實嗎？除上述運動外，還有其他辦法嗎？

於1999年5月至11月進行的一項隨機、雙盲、實驗／安慰劑對照的研究[7]，將19名年齡65歲或以上，且BMI指數 ≤ 25的受試者，隨機分成兩組，A組10人給予營養補充劑†，九名給予安慰劑。九個月後，兩組人接種了流感疫苗，研究發現，有給營養補充劑的A組，對流感疫苗的反應很明顯比安慰劑組好。

研究證明，年長者維持充足的人體必需營養素，就可以獲得較高的抗體效價。這項證據告訴我們，確保老人家營養

---

† 補充劑含有30%至160%的美國建議每日維生素和礦物質攝入量，抗氧化劑水平提高，每天兩次250 kcal能量，持續七個月。每100毫升補充劑包括100大卡、3.5克蛋白質、4.5克脂肪、11.4克碳水化合物、1.8克纖維、32毫克鈉、220毫克鉀、16毫克氯、160毫克鈣、160毫克磷、40毫克鎂、3.6毫克鐵、7.2毫克鋅、1.2毫克銅、1.6毫克錳、0.3毫克氟、16微克鉬、34微克硒、14微克鉻、60微克碘、96微克維生素A、1.2毫克類胡蘿蔔素、100毫克維生素C、5.2微克維生素D、28毫克-α-TE維生素E、32微克維生素K、0.75毫克維生素B1、0.75毫克維生素B2、5.6毫克NE菸酸、1.8毫克泛酸、1毫克維生素B6、192微克葉酸、2.1微克維生素B12、28微克生物素、1.2毫克輔酶Q10和7.6毫克黃酮類化合物。

不失調的重要性，尤其長輩可能食量不大，那就更需要注意食物中的營養素是足夠的，必要時還是可以外加補給。這也是提高抗體效價的一大重要策略。

睡得好，疫苗反應好

一個鼓勵大眾接種疫苗的電視公益廣告，我們的國民阿嬤陳淑芳說：「打疫苗前要吃飽、睡飽……」這句話可不是隨便說說，背後確實有科學根據。不過只有打疫苗前要睡飽嗎？看看以下的資料，打疫苗後的睡眠可能更重要。

科學家針對一群沒有感染過Ａ型肝炎的受試者，研究施打疫苗初始免疫反應是否因睡眠受到剝奪而影響[8]。在接種Ａ型肝炎疫苗後，某些人被要求36小時內不能睡覺，一個月後他們的抗體反應，比起可正常睡眠的人低了約一半。與睡眠剝奪相比，接種疫苗後的睡眠，使得對於抗原具特異性的Th細胞數目增加了一倍，並增加了該群人中產生Th1刺激激素細胞的比例。同時，睡眠也顯著增加了具抗原特異性的IgG1。

抗體反應與正常睡眠呈正相關，也與接種疫苗後夜晚和白天的免疫刺激激素釋放相關，且正常睡眠的人有較低的壓力荷爾蒙。同樣的研究也顯示睡眠不足會影響疫苗的細胞免疫反應。一年後測試，這兩組人當中，受到睡眠剝奪的人細

胞免疫力仍然較低，顯示充裕的睡眠有助於促進免疫記憶[9]。

睡得多與睡得少，對於免疫反應有著不小的影響。也不能忽視睡眠品質的重要性。科學家透過記錄並客觀測量成人施打疫苗前三晚和後三晚的平均睡眠品質與時數，結果發現較短的睡眠時間會降低對 B 型肝炎疫苗的反應，還對各種細胞免疫造成了長久的缺陷。

回到新冠疫苗，針對希臘醫護人員所做的一篇研究指出，受試者在接種輝瑞新冠疫苗後的睡眠品質，與疫苗反應抗體高低確實是有關係的[10]：抗體效價與年齡、不好的睡眠質量和失眠成反比。

自古以來，睡眠一直被視為身體健康的象徵。現在透過研究更證實，睡眠攸關人體抗疫武器（疫苗反應）的強度與有效性。同時佐證了「睡得好，人不老」的先人智慧。

▏壓力小，疫苗反應好

心理壓力是當代人日常生活的一部分。研究顯示，短期壓力會增強免疫系統，但慢性長期壓力最終會透過對免疫系統的影響，進而導致疾病的出現。比如透過提高抑制性 T 細胞的活性，從而抑制免疫系統，接著就會增加病毒感染的風險等[11]。

在一項研究中，科學家讓醫學生接種 B 型肝炎疫苗標準

系列（三劑疫苗在六個月施打完畢），每次都是安排在為期三天考試的第三天接種[12]。

施打第一劑後，25%的學生體內已經產生B型肝炎的抗體，他們算是較早反應的人。有趣的是，這25%的較早反應者，他們自述壓力和焦慮感都比疫苗反應較遲緩的人低。換句話說，75%需要接種第二劑或第三劑之後才會有反應的學生，他們的壓力與焦慮是較高的。

一項文獻回顧與薈萃分析的文章，也下了結論：心理壓力可能會降低對流感疫苗的抗體反應[11]。這表示已有多項研究佐證壓力與疫苗反應的關係。

另一個疫苗反應與心理壓力相關的研究[13]，是以B型肝炎疫苗接種者為對象。參與者在第一次注射B型肝炎疫苗後兩個月和六個月，完成了兩次關於日常生活的困境、精神或神經相關的主訴、應對方式和孤獨感等的問卷調查。第一次接種疫苗後七個月的抗體反應高低，與接種第一劑疫苗後第二個月的壓力指數評分成負相關，短期如學術考試的壓力，和長期壓力如經年累月照顧體弱家人，都會削弱疫苗效力與免疫反應。

從這些研究結果，我們可以得出一個結論：適當放鬆心情，或是避免在高壓的時候施打疫苗，皆有助於增加疫苗的效力。

▎體重和性別影響疫苗反應？

如果你的體重過重，打了疫苗後發現還是感染了新冠病毒，或許不是代表你非天選之人，而是你的「體重」背叛了你。

科學家發現，施打流感疫苗後，肥胖的人儘管血清學反應良好，然而接種疫苗後12個月，肥胖者的流感抗體濃度下降的速度較快。而肥胖者的CD8⁺T細胞活化降低，功能蛋白表達降低，顯示細胞免疫不足[12]。

不僅如此，研究還發現，肥胖者罹患流感或類流感的可能性，是正常體重者的兩倍。

接下來，是性別這個因素。討論性別差異，可能比討論年齡差異更傷感情[14]。研究指出，女性對流感疫苗的反應確實在某個階段較男性具優勢，通常是在育齡（18到49歲）的成年女性最為明顯。或許該研究反映了女性獨特的妊娠狀態，但這同時也是嚴重疾病的危險因素。

流感病毒感染在小動物模型的研究，顯示發炎免疫反應在性別之間所存在的差異，可能影響感染的結果。研究發現，女性比男性產生更高的促發炎細胞因子的反應，同時也是發病率和死亡率更高的原因。

所以，所有育齡婦女，如果沒有特殊醫療相關原因，接種新冠病毒疫苗是比較好的選擇。

從不同條件的人對於不同病毒的疫苗反應，科學家們已經有了非常多的研究，雖然不是新冠疫苗的研究，但免疫反應絕對有其參考價值。接種疫苗的免疫反應，可以說是監測免疫力的一個好的工具指標。而事實上，**擁有固定的運動習慣、維持健康體態、攝取均衡營養、有足夠且品質良好的睡眠，及適當的紓壓管道，不也都是健康人生應該具備的元素？**

　　以上知識都要付諸行動才有用。你被說服了沒？要行動了嗎？

參考資料

1. Edwards. Et al., Eccentric exercise as an adjuvant to influenza vaccination in humans. Brain Behav. Immun. 2007, 21, 209-217.

2. Woods, et al. Cardiovascular exercise training extends influenza vaccine seroprotection in sedentary older adults: the immune function intervention trial. J Am Geriatr Soc. 2009;57:2183-91.

3. Wong, et al. Hallmarks of improved immunological responses in the vaccination of more physically active elderly females. Exerc. Immunol. Rev. 2019, 25, 20-33.

4. de Araújo et al., Elderly men with moderate and intense training lifestyle present sustained higher antibody responses to influenza vaccine. AGE (2015) 37: 105.

5. Chastin, et al., Effects of Regular Physical Activity on the Immune System, Vaccination and Risk of Community-Acquired Infectious Disease in the General Population: Systematic Review and Meta-Analysis. Sports Med. 2021, 51, 1673-1686.

6. Pascoe, et al. The effects of exercise on vaccination responses: A review of chronic and acute exercise interventions in humans. Brain Behav. Immun. 2014, 39, 33–41.

7. Wouters-Wesseling et al., Effect of a complete nutritional supplement on antibody

response to influenza vaccine in elderly people. J Gerontol A Biol Sci Med Sci. 2002 Sep;57(9):M563-6.

8. Lange. et al., Sleep enhances the human antibody response to hepatitis A vaccination. Psychosom Med. 2003 Sep-Oct;65(5):831-5.

9. Lange. et. al. Sleep after vaccination boosts immunological memory. J Immunol. 2011 Jul 1;187(1):283-90.

10. Athanasiou. et al., Association of sleep duration and quality with immunological response after vaccination against severe acute respiratory syndrome coronavirus-2 infection. J Sleep Res. 2022 Jun 7:e13656.

11. Salleh MR. Life event, stress and illness. Malays J Med Sci. 2008 Oct;15(4):9-18.

12. Pedersen, et al., Psychological stress and antibody response to influenza vaccination: A meta-analysis. Brain. Behav. Immun. 2009, 23, 427-433.

13. Sheridan. et al., Obesity is associated with impaired immune response to influenza vaccination in humans. Int J Obes (Lond). 2012 Aug;36(8):1072-7.

14. Klein et al., Mechanisms of sex disparities in influenza pathogenesis. J Leukoc Biol. 2012 Jul;92(1):67-73.

10 新冠mRNA疫苗的美麗與哀愁

> 那是最好的時代，那是最壞的時代，那是智慧的時代，那是愚蠢的
> 時代，那是信仰的時代，那是懷疑的時代。
>
> ——狄更斯，《雙城記》

　　mRNA疫苗歷經30多年迂迴的研發過程，科學界一方面期待它或許可以擁有較高的免疫刺激效能，因為病毒蛋白由接種者的細胞自行製造，進而產生抗原與中和抗體，在刺激免疫的機制上，可能比較接近病毒自然感染；但另一方面，也因其技術新穎與諸多未知，需要科學界再加以檢視其效力與不良反應。

　　不過科學家對mRNA疫苗的所有猶豫與不確定性，在新冠疫情爆發後，一夕之間煙消雲散。因為我們迫切需要疫苗，協助解決人類面臨的更大威脅。

| 風光問世的救命疫苗

以當時疫情嚴峻的狀況，任何種類的疫苗，只要有效性高於50%，且通過安全審查，就會被核准使用——這是世衛及美國食藥署所訂定的疫苗效益核准標準。不過，新冠mRNA疫苗臨床測試的結果，顯示對有症狀感染的保護性遠高於50%（其實高達95%），且預防重症的效益更高。

2020年12月11日，第一款新冠mRNA疫苗（輝瑞公司研發推出）獲美國食藥署緊急使用授權。當時全球每天約有60萬至70萬人確診新冠病毒，且每天約有13,000人因感染新冠病毒死亡（這數據還是在多數國家半封鎖狀態產生的結果）。新冠mRNA疫苗風風光光問世，馬上成為各國爭相採購的目標。

兩年多來，已有更多新冠疫苗問世，全球也已接種了一百多億劑疫苗，其中數十億劑來自mRNA疫苗，而且所有的數據都呈現，mRNA疫苗的效益比其他技術平台更高。疫苗使用一年後，專家評估的結果[1]，顯示已經將潛在的全球死亡人數減少了將近三分之二，估計挽救了1,980萬人的生命。其中近750萬人受惠於嚴重特殊傳染性肺炎疫苗實施計畫（COVAX）。

毫無疑問，各類新冠疫苗的出現，為疫情帶來了實質性的緩解作用，同時有助於減輕新冠疫情造成的恐懼與焦慮，更是讓人類重返正常生活的必要路徑。

從一劑難求到不眨眼地銷毀

儘管人類對於疫苗寄予厚望，甚至曾認為可以透過施打疫苗達到阻絕病毒之效。然而，病毒一再突變，使得疫苗保護力不斷下降。人類也不得不做出應變，務實地摒棄了「以疫苗完全遏止疫情」的思維。

但這不代表我們就不用打疫苗了，公衛界不斷強調施打疫苗可以預防重症與死亡，打疫苗的好處遠勝於不打疫苗。所以各國政府仍一再宣導施打疫苗的重要性。然而，不可忽視的是，疫苗緩打已經是全球普遍現象。

從14個月前被預購一空，且需伸長脖子等待的疫苗；到14個月後，百萬、千萬劑的疫苗被丟進高溫大火中銷毀——這也算是新冠疫情期間，令人嘆為觀止的特有現象。

在美國，2020年12月至2022年5月間，共銷毀了8,200萬劑新冠疫苗，約占已分配劑量的11%，由州、屬地和聯邦機構等單位以及各地藥局，處理了貨架上過期的疫苗，或是因為停電、冰箱壞了而變質的疫苗，以及開瓶後當日剩餘劑量等等。數字雖然龐大，不過根據世衛的疫苗浪費率計算器[2]統計，美國銷毀的劑量總數，與使用多劑量瓶*的公共衛生大型疫苗接種計畫預期的疫苗浪費劑量相符。顯示如此大型

---

* 因需求緊迫、充填設備不足等原因，有時甚至與疫苗穩定性有關，因此新冠疫苗都是以一瓶含多劑量供應，在施打之際，才分裝或摻入溶劑。

的疫苗接種計畫，因為有多種變數，疫苗遭到浪費也是在所難免的。

當然，考慮到美國仍有53%的人口沒有接種加強針，這樣的浪費難免令人皺眉。但這並非美國獨有的現象，加拿大也有上百萬劑的疫苗因過期而需銷毀，紐西蘭、瑞士、台灣、英國等地都有類似現象。

除了因為種種因素需要報銷疫苗，其他地區還出現了不同情景。剛果民主共和國不得不歸還超過130萬劑他國所捐贈的疫苗，且由於無法提供穩定冷鏈的儲存系統，導致超過114,000劑新冠疫苗過期。

此外，莫德納公司甚至銷毀數千萬劑自家疫苗，因為沒有國家接受他們的贈與。

這樣的情況反映出Omicron的出現，使得疫苗被認為效果不彰。加上Omicron的弱毒性，更讓人們對於新冠病毒的「致命形象」有所改觀。而最可能需要接受疫苗贈與的國家，此時也不願意將資源分配於讓人民接種新冠疫苗，因為這些國家有限的疫苗接種資源，亟需投入恢復兩年來因新冠而荒廢的小兒疫苗接種計畫。有些國家則是因為戰爭和社會動盪，導致疫苗接種遭逢實質困難，從而有較低的疫苗接種率，如葉門和烏克蘭。

新冠疫苗從人人搶著要的現象，變成「送人也不要」的狀態。

該選擇哪種疫苗？政治角力造成疫苗猶豫

疫情期間，除了眾多疫苗遭到浪費的情況，以及各國因為不同因素而需要報銷疫苗，我們還觀察到，儘管公眾對疫苗的效率及其潛在風險進行熱烈且密集的討論，但對疫苗平台／類型猶豫不決的心態，則較少被提及。

匈牙利與台灣一樣進口多種疫苗，他們就疫苗平台進行調查[3]，發現輝瑞和莫德納疫苗比俄國的衛星疫苗（Sputnik）更容易被接受，而衛星疫苗又比AZ和中國國藥疫苗更容易被接受。分析顯示，疫苗接受度的分布並非各自獨立的，某些疫苗類型之間的接受度有一定相關性，如輝瑞和莫德納相關，俄國衛星與中國國藥也相關。

研究人員進一步追問受試者，是否聽從了醫生、科學家、反疫苗人士、政治家、家人、朋友、記者和名人的疫苗相關建議，而做出了選擇。這樣詢問是基於民眾可能受到他人言論影響，從而選擇施打某種特定疫苗。畢竟言人人殊，醫生和科學家往往會鼓勵大眾接種疫苗；反疫苗人士則會強調新冠疫苗的無效性、副作用；政府（匈牙利現在的執政黨親俄）則側重宣導大眾接種非歐盟批准的疫苗（俄國疫苗），期望增加民眾的接受度。

這些圍繞著疫苗類型的激烈辯論，不僅影響民眾選擇的疫苗類型，更分裂了社會。

當各種有關疫苗的言論充斥日常生活，個人選擇相信哪個訊息來源，就會進一步促使民眾對疫苗類型產生猶豫。例如相信陰謀論的匈牙利人，可能認定新冠mRNA疫苗（如輝瑞與莫德納）有問題、不能接受；聽從政治人物建議的人，則可能認為腺病毒載體疫苗（如AZ與俄羅斯衛星疫苗）或是全病毒疫苗（國藥集團）更可信。這項研究充分顯示，意識形態掌握了大眾對疫苗的選擇。

台灣與匈牙利的情況類似，人民有多種疫苗可以自由選擇，不同類型的疫苗也各有擁護者／反對者。台灣大學與國家衛生研究院的學者做了一個調查[4]，不過這個研究比較像是意見收集的彙整，看不出其中的負面意涵是否已經成為不接種疫苗的源頭。其中一項很重要的調查結果，顯示藍領與弱勢者，因時間與資源的限制導致他們無法主動收集資料，而成為資訊貧乏的族群。在他們的認知中，脆弱的生活環境讓他們難以承擔施打疫苗可能產生的不良反應，以及對於生計的可能衝擊。這樣的訊息不禁讓我們反思，我們的健保雖然可以讓人們生病就醫無後顧之憂，但社會福利或疫情應變補助，卻不足以支撐這類族群在疫情壓力下的生活需求？而那些大肆宣傳疫苗副作用的言論，是否也會影響他們對於疫苗施打的選擇？

除了藍領與弱勢族群，長者亦屬於資訊缺乏一族，主要是因為他們較少接觸網路資訊，或是獲取的資訊屬性受到限

制，且缺乏資訊轉譯幫助他們正確理解。在資訊缺乏的情況下，他們選擇疫苗時就更可能受到傳統媒體，如新聞、政論節目的報導影響，如媒體大肆報導疫苗會產生不良反應，使得長者不敢施打疫苗，或是拒絕施打特定廠牌的疫苗。

此研究並未呈現量化的數據，如堅持不接種的比例，以及願意接種卻沒有接種的原因等等。這些都值得我們深入探討，更是面對下一階段疫情相當重要的一環。

以上兩個以民眾對疫苗猶豫態度為主題的調查，似乎暗示台灣與匈牙利有雷同之處。在世界政治局勢與不同價值觀的角力下，形塑了各國政治氛圍親歐美／親中俄，或是反歐美／反中俄之間的對立，也影響民眾對新冠疫苗的選擇。

幸好，此時此刻，我們身處的開放社會還可以有各領域專業人士，透過公開討論、媒體投書、網路社群等，以科學證據倡議有實證基礎的防疫知識與專業論述，淡化社會因意識型態造就的分歧。

┃有關mRNA疫苗還未獲解答的一些疑題

「像被火車撞到。」

「全身無法形容的不舒服。」

「剛打完沒多久很不舒服，但好了之後就像是重生一樣。」

上述這些疫苗施打後的反應，還有其他五花八門的說法，

可以用來形容接種新冠 mRNA 疫苗後的感覺，也反應了 mRNA
疫苗未知或不確定的某種層面。

顯然某些人對於新冠 mRNA 疫苗有非常特別的反應，
是我們過去施打傳統疫苗沒有過的經驗。不過也有可能，這
是人類有史以來，在短時間內，完成最大規模的疫苗接種，
這些群體反應當然不會有其他經驗可以比擬。

無論如何，既然一切生物現象都可簡化為分子生物機制，
那麼我們就先來看看，接種新冠 mRNA 疫苗之後，RNA 或其
轉譯的蛋白質到底在哪裡作用，又可能對人體做了什麼。

針對 13 名莫德納新冠 mRNA 疫苗接種者進行的追蹤研
究[5]，顯示施打莫德納疫苗後的第一到五天，都可以在血液
中偵測到棘蛋白的 S1 次單位，也就是新冠病毒棘蛋白被切
割後的產物。在這段期間，血液中仍然沒有抗體，必須等到
第五天之後才會出現，繼而 S1 抗原也會逐漸消失。

接種輝瑞新冠 mRNA 疫苗的人也一樣[6]，可以從他們的
血液中，分離出含有棘蛋白的外泌體（exosome）[†]。研究人
員分析了八名接種兩劑輝瑞新冠 mRNA 疫苗的健康成年人，
結果發現，在接種第一劑 14 天後，可以從血液中檢測到外
泌體，且其表面攜帶有新冠病毒棘蛋白。若是將這些接種過
疫苗者血液中的外泌體純化後，再注射進小鼠體內，可以刺
激非常好的免疫反應。

[†] 細胞外囊泡的一種，脂質雙層膜囊泡內攜帶核酸、蛋白質、醣類、脂質等多種訊號因子，
做為細胞之間信號傳遞的媒介以調控生理與病理機制。

過往接種在肌肉的傳統蛋白質疫苗，應該不會進入血液循環。而新冠 mRNA 疫苗則有所不同，科學界一致認為，這些在血液中循環的新冠棘蛋白抗原，可能是刺激免疫力強而持久的原因。而這些病毒的棘蛋白，在血液中是否還會與其他人類蛋白質作用，則是非常關鍵的問題。

　　至於大家都很關心的疫苗不良反應，可以從以下論點切入探討。

　　疫苗持有任何主要功能（刺激免疫反應）之外的生物活性，都有可能成為不良反應的基礎[7]。尤其是循環於血液中的病毒受體 ACE2，最有可能與血液中的棘蛋白結合。ACE2 的功能是維持血管收縮的平衡，從而預防肺部、心臟和腎臟等器官的損傷。ACE2 也會透過細胞膜輸送胺基酸。在正常情況下，有部分 ACE2 會從細胞膜上脫落，進到血液中成為可溶性 ACE2（sACE2）。最近研究證實[8]，血液中的 sACE2 還可以與病毒結合，介導病毒進入細胞，可以說是協助病毒在體內擴散的可能機制。而血液中的 sACE2 濃度升高，也與新冠病人的重症程度呈相關性[9]。

　　以上的理論，也有動物實驗佐證。若是在小鼠身上靜脈注射 S1 次單位棘蛋白[10]，接著 S1 棘蛋白會在小鼠腦微血管的內皮細胞，與包含 ACE2 在內的一些細胞分子共同出現。S1 棘蛋白會下調 ACE2 的表現，從而導致血管內皮損傷[11]，這可能是病理關鍵，也是新冠病毒病理學的核心部分。

這些研究顯示血液中的棘蛋白，可能會超越原本疫苗的功能，而在某些人身上產生外溢的不良反應。這值得我們慎重看待，尤其新冠mRNA疫苗已經廣泛使用於兒童，而且有可能成為未來所有六個月以上幼童需要接種的疫苗選項。因此，我們更有必要將此議題列為可能未知的疑慮。

▍青少年心肌炎問題

與新冠mRNA疫苗接種相關的急性心肌炎風險，已引起（社會）媒體的強烈關注，也是為人父母者心中剪不斷的掛心。依據美國全國被動報告系統中1,626例心肌炎病例的描述性研究[12]，第二劑疫苗接種後七天內的報告如下：

男（歲）	每百萬劑BNT／莫德納
12～15	70.7／--
16～17	105.9／--
18～24	52.4／56.3
女（歲）	每百萬劑BNT
12～15	6.35
16～17	10.98
18～24	8.22

從上表可知，男性青少年是新冠mRNA疫苗接種後心肌炎最好發的年齡層。除男性16-17歲年齡層微微超過萬分

之一，屬罕見外；對其他年齡層而言，心肌炎都屬非常罕見的不良反應。‡

　　新冠mRNA疫苗接種後的心肌炎雖然非常罕見，但通常會在數天或數週內完全復原。一項研究針對兩名在接種第二劑輝瑞疫苗不久後死亡的男孩進行臨床解剖[13]，發現沒有典型的心肌炎病理，只有類似於兒茶酚胺（Catecholamine）所引起的損傷。因此，有一種「兒茶酚胺假說」[14]，建議男性，尤其年輕男性，由於他們體內有較高的兒茶酚胺，加上疫苗接種刺激，如再有劇烈運動，更可能產生影響心臟的過高毒性。因此，接種疫苗後，都建議不要進行劇烈運動。

　　雖說新冠mRNA疫苗引發的心肌炎皆屬輕症，不過在急性期的心臟核磁共振影像，確實也呈現異常。法國的一項追蹤研究[15]，發現三個月後的複診追蹤，所有心臟核磁共振都顯示原有的異常均得到改善。但是多數兒童（80%）仍呈現少量異常影像，研究者對於這個影像的臨床意義尚不清楚。

　　雖然新冠mRNA疫苗對人體的影響逐漸受到高度重視，但是整體而言，與新冠感染相關的住院和死亡風險，仍是大於與新冠疫苗接種相關的風險。因此，公衛界仍建議青少年和成年人應該要接種新冠疫苗。不過還是要提醒，所有

---

‡ 疫苗不良反應的頻率：≧ 1/10，為很常見；≧ 1/100 至＜ 1/10，為常見；≧ 1/1,000 至＜ 1/100，為不常見；≧ 1/10,000 至＜ 1/1,000，為罕見／稀有；＜ 1/10,000，為非常罕見。

數據都是以過往致病性較強的病毒來計算疫苗的利與弊，而我們現在面對的 Omicron，致病性可能很不一樣，需要因地制宜、就病毒變異種等因素通盤思考。台灣小孩接種疫苗的利弊分析要以 Omicron 所導致的發病率來計算較為精準。

再者，考量到未來可能需要長期為幼兒接種疫苗，仍須就幼兒的狀況評估接種疫苗的利弊，並輔以實際數據，如 Omicron 對台灣幼兒的影響等數據評估，才能進一步訂定、改善疫苗施打政策。

參考資料

1. Watson,et al. Global impact of the first year of COVID-19 vaccination: a mathematical modelling study. Lancet Infect Dis. 2022 Sep;22(9):1293-1302.
2. https://www.who.int/publications/m/item/vaccine-wastage-rates-calculator
3. （Kutasi, et al. Understanding hesitancy with revealed preferences across COVID-19 vaccine types. Sci Rep. 12, 13293 (2022). https://doi.org/10.1038/s41598-022-15633-5）
4. file:///C:/Users/user/Downloads/chenukuancovidresearchreport_final.pdf 台灣新冠疫苗民眾決策態度之快速質性研究調查報告，2021 年 10 月。
5. Ogata, et al. Circulating Severe Acute Respiratory Syndrome Coronavirus 2 (SARS-CoV-2) Vaccine Antigen Detected in the Plasma of mRNA-1273 Vaccine Recipients. Clin Infect Dis. 2022 Mar 1;74(4):715-718.
6. Bansal, et al. Cutting Edge: Circulating Exosomes with COVID Spike Protein Are Induced by BNT162b2 (Pfizer-BioNTech) Vaccination prior to Development of Antibodies: A Novel Mechanism for Immune Activation by mRNA Vaccines. J Immunol. 2021 Nov 15;207(10):2405-2410.
7. Trougakos, et al. Adverse effects of COVID-19 mRNA vaccines: the spike hypothesis. Trends Mol Med. 2022 Jul;28(7):542-554.

8. Yeung, M. L., Teng, J. L. L., Jia, L., Zhang, C., Huang, C., Cai, J.-P., et al. (2021). Soluble ACE2-Mediated Cell Entry of SARS-CoV-2 via Interaction With Proteins Related to the Renin-Angiotensin System. Cell 184 (8), 2212–2228.e12.

9. Kragstrup, T. W., Singh, H. S., Grundberg, I., Nielsen, A. L.-L., Rivellese, F., Mehta, A., et al. (2021). Plasma ACE2 Predicts Outcome of COVID-19 in Hospitalized Patients. PloS One 16 (6), e0252799-e.

10. Nuovo GJ, et al. Endothelial cell damage is the central part of COVID-19 and a mouse model induced by injection of the S1 subunit of the spike protein. Ann. Diagn. Pathol. 2021; 51151682

11. Lei Y. et al. SARS-CoV-2 spike protein impairs endothelial function via downregulation of ACE 2 Circ. Res. 2021; 128: 1323-1326

12. Oster, et al. Myocarditis Cases Reported After mRNA-Based COVID-19 Vaccination in the US From December 2020 to August 2021. JAMA. 2022 Jan 25;327(4):331-340.

13. Gill JR, Tashjian R, Duncanson E. Autopsy Histopathologic Cardiac Findings in 2 Adolescents Following the Second COVID-19 Vaccine Dose. Arch Pathol Lab Med. 2022 Aug 1;146(8):925-929.

14. Cadegiani FA. Catecholamines Are the Key Trigger of COVID-19 mRNA Vaccine-Induced Myocarditis: A Compelling Hypothesis Supported by Epidemiological, Anatomopathological, Molecular, and Physiological Findings. Cureus. 2022 Aug 11;14(8):e27883.

15. Hadley, et al., Follow-up cardiac magnetic resonance in children with vaccine-associated myocarditis. Eur J Pediatr. 2022 Jul;181(7):2879-2883.

守好這一局，開啟防衛行動

第 三 部

在關鍵時刻，人類是善良、有智慧並公義的。

11 四道防線，守住健康

在下一個未知病毒來臨前，固守四道防線的原則，至少在這樣的理論基礎之上，是防治新興感染症不變的基本原則。

2020年初，新冠疫情爆發之際，各國的處理方式極為不同。中國展開雷厲風行的封城手段；台灣神速進行邊境管制；瑞典與英國則採取被台灣戲稱為「佛系防疫」的寬鬆措施。

由於是新興感染症，不同防疫措施，只要是基於科學理論與實務邏輯訂定，皆可採行；條件是：防疫措施必須建立即時評估機制，隨時因應調整，像英國的「佛系防疫」，到後來也快速急轉彎。

新冠病毒這場戰役，現在已經進入長期拖延戰，影響所及不只是人類的健康、孩子的教育、家庭的生計，甚至是國家安全及全球經濟。算總帳的時間還未到！所以哪個防疫策略比較好或不好，要到遊戲終點，整體評估才能知曉。

從個人主觀層面，面對疫情，我們的健康與生命所配備的四道人為防線，倒是不變的原理。其中有些靠國家機制，

有些靠社會體系運作，但更大比例則是要要靠自己。

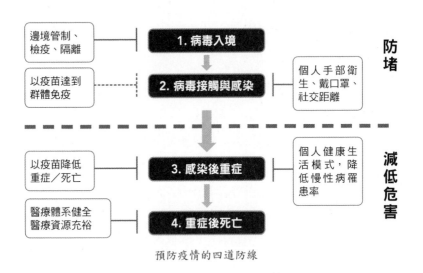

預防疫情的四道防線

▌第一道防線：防止病毒入侵

2020年1月20日，一位旅居武漢的50來歲女性台商自武漢返國，她一下飛機就主動揭露自己身體不適。機場檢疫人員發現她有發燒、咳嗽、呼吸急促等明顯呼吸道症狀，立即將她送往醫院隔離治療。隔日，她被確診新冠肺炎。

這名染疫者並未去過武漢的醫院或是華南海鮮市場，更沒有接觸過任何肺炎病人。這些資訊，在台灣公衛界引起一片譁然——沒有任何接觸史，卻感染新冠病毒，證明了當時

武漢爆發的不明傳染源的肺炎，已經有不明源頭的社區傳播。這個徵兆是台灣相關單位採取防疫措施與行動的重要考量。看似微小卻很關鍵的資訊，常常是新興感染症初發之際的重要線索。

更早幾日，1月16日，兩位台灣防疫專員前往武漢考察疫情帶回來的訊息是：「這個不明的疫情具有人傳人的潛力。」

綜合第一起台灣病例以及考察結果，歸納了疫情當時可能的樣貌：具有人傳人的潛力與社區傳播的實例。於是台灣政府當機立斷採取嚴厲的邊境管制措施，包含取消可能有大量外籍人士入境的活動，如二月即將在台北舉辦的台北國際書展，以及避免台灣旅客前往武漢（1月25日宣布全面禁止國內旅行團前往中國旅遊）。

台灣有效啟動新冠疫情防疫的第一道防線：防止病毒入侵。

之後兩年，科學界對新冠病毒有了更多瞭解，回頭審視邊境管制政策，證明在與病毒競賽的道路上，台灣人無疑已在第一回合占了上風。因為在 Omicron 出現之前，那些病毒株都有很強的致病性。「絕對不要讓國人在未接種疫苗之前接觸它」，經證實是好的決策。

再者，從《國際衛生條例》的角度來看，當時台灣的邊境管制，其實是偏離了世界衛生組織對全球疫情的整體評估。世衛在1月30日才宣布疫情達到「國際關注的公共衛生緊急事

件」，甚至到了3月11日才將疫情定調為「全球大流行」。

《國際衛生條例》第四十三條規定，不得超越科學依據或世界衛生組織現有的任何特定指導與建議，實施額外「明顯干擾國際交通」的限制，包括拒絕國際旅客入境或出境，或延誤入出境超過24小時。顯然世衛當時認知的科學依據，還不足以提出任何旅行警訊。

世衛在1月30日宣布新冠疫情達到「國際關注的公共衛生緊急事件」，但內容完全沒有建議對中國或其他受影響地區，實施任何旅行或貿易限制。即便當時英國學者依據過往國際旅運的模擬，估算出那時候應該已有逾千人帶著病毒散布世界各地。

而經過兩年來疫情的散播以及防疫措施的權衡，加上各國因疫情所出現的大量死亡人數，以及早期病毒感染的後遺症，我們現在可以確定，當初台灣在第一時間封閉國門的做法是很明智的。

▍第二道防線：避免社區傳播

沒有藥物、沒有疫苗，是人類面對新興感染症不變的困境。國門入境管制偶有遺漏，我們不可能防病毒防得滴水不漏。這時第二道防線就更加舉足輕重。

第二道防線就是大家已經很熟悉的：戴口罩、注意手部

衛生、保持社交距離等等。這道防線主要都是關乎個人作為。

　　一項研究針對2020年初有新冠病例入境的21國進行調查[1]，發現2020年1月19日到2月18日之間，各國人民在google搜尋「洗手」一詞的次數愈多，往後的20天（2月19日到3月10日），該國的新冠病例增加速度就愈低。台灣與香港就是搜尋最多、疫情最少的兩個前段班。

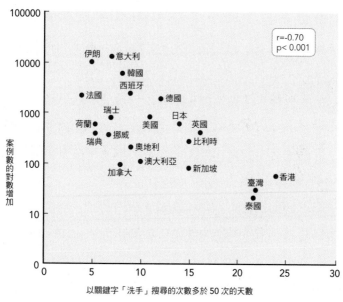

「洗手」與新冠病例傳播速度之相對關係

資料來源：Lin YH, Liu CH, Chiu YC. Google searches for the keywords of "wash hands" predict the speed of national spread of COVID-19 outbreak among 21 countries. Brain Behav Immun. 2020 Jul;87:30-32.

從這個研究來看，雖不能直接證明「洗手」真的具有降低疫情傳播的效果，但它顯示人民的防疫態度及某種行動（洗手）的整體性，而這很有可能就是左右疫情的關鍵。政府的政策宣導固然重要，但台灣人民的健康意識，以及對於防疫策略的配合與執行力，應是台灣防疫成功的關鍵。

為了檢視台灣入境管制的成效，防疫團隊在2020年2月啟動「主動監測」，回溯檢驗未曾出國的肺炎病例是否感染新冠病毒。在上百的案例中，只找到兩個本土感染的病患，但診斷日期已遠遠超過了感染者具傳播力的時期，也沒有造成嚴重後果。從這兩位患者的發病日期推算，感染日期是在武漢封城以前，也就是台灣防疫警覺作為還未完全到位之前。

後來台灣也陸續出現幾例查不出源頭的本土病例，但我們終究是安穩度過了將近兩年的時間。這是如何辦到的？要避免社區傳播，關鍵在於政府的管控措施，以及更至關重要的是，人民的自律。

中央疫情指揮中心在台灣剛開始出現本土病例時，就明訂清楚且容易遵守的防疫規範，如外出配戴口罩、餐廳禁止內用、鼓勵居家上班與遠距上課、保持社交距離、呼籲勤洗手等等。這些規範對於減少病毒的傳播確實起了很大的作用，但民眾的行動才是關鍵因素。2021年5月15日宣布啟動三級防疫警戒後，台北市信義商圈、西門徒步商圈，甚至捷運站人煙稀落的景象，令人印象深刻。台灣人自動執行

「類第四級」防疫警戒，連門都不出了。

在還沒有疫苗與特效藥之前，嚴謹的防疫措施，加上自律的防疫行動，是防止病毒在社區傳播的關鍵。此外，還要有充足的篩檢試劑，盡快篩出確診者予以治療與隔離，降低社區傳播風險。

全球各國在2020年初，歷經嚴峻疫情所導致的慘重傷亡之後，進入跨國交流空前低潮期，出入境政策限制，加上現實的因素環環相扣，更不用說各國都有各自的社交距離，甚至封城的防疫措施。這些「不正常」的作為，在當時都被各國視為短暫的「必要為之」。許多人相信，「只要疫苗出來，世界就可以恢復正常」，眾人都對疫苗寄予厚望。

但在這個疫苗研發速度趕不上病毒變異的年代，一個個變異株的出現，使得疫苗的效力每況愈下。以疫苗預防感染的期許，已經降低成預防重症與死亡。這樣的防疫目標，對習於追求零確診的台灣，於執行面上，始終是民眾心中一道過不去的坎。

Omicron的出現，給了台灣機會，努力思考如何善用第三道防線的可能。否則，另一個選項就是持續以「清零」政策來防疫，亦即停留在第二道防線的階段。就像中國，截至此時（2022年9月），仍在各個城市進行封控，除了對人民造成不便與痛苦，更會重挫生產線及各項經濟運作。這些措施真的是國際社會看不懂的中國方式。在已有抗病毒藥物，

且全球疫苗供應豐沛的情況下，繼續堅守第二道防線的封控手段，實屬無科學理性的作為。

第三道防線：減少重症比例

第三道防線，從政策面來看，是從「防堵」進入「減災」的階段。而從個人的角度，第二道與第三道防線的作為其實是連貫的。我們可以怎麼減少重症比例？以下從幾個面向來看：

疫苗： 原本要用來建立群體免疫，以防止病毒蔓延的新冠疫苗，在實務層面，其實僅能預防重症與死亡。政府提供疫苗是政策，但個人要接種了疫苗才有保護效果。

病毒攝取量： 面對傳播性低的病毒，維持社交距離可以防堵病毒，但對於Omicron這種高傳播性（R值＞10）的病毒，以社交距離防堵病毒的效果大減。但不代表不必維持社交距離，因為社交距離仍可以減低不慎感染者的病毒攝取量，進而降低重症的風險。

我們可以用感染動物模式的建立，來解釋病毒攝取量是什麼。研究人員以不同的病毒劑量，注入動物體內使其感染（攻毒實驗），若是要動物死亡或產生嚴重症狀，病毒量就要下得愈大。這種用於動物實驗的攻毒劑量，對人類而言，就是病毒攝取量。因此，不管是因為沒洗手而把病毒送進嘴

巴裡，或是與感染者說話沒戴口罩，都會有較多的病毒攝取量。再舉一個例子，在2003年，SARS造成台灣多家醫院的院內感染，當時每一家醫院在疫情剛爆發時，都有很高的醫護人員死亡率。到後來，只要知道院內有SARS病人，就建立防疫措施，像是讓醫護穿上防護衣，之後雖然仍有病例出現，但都不會有重症死亡的案例。（見下圖）這就是病毒攝

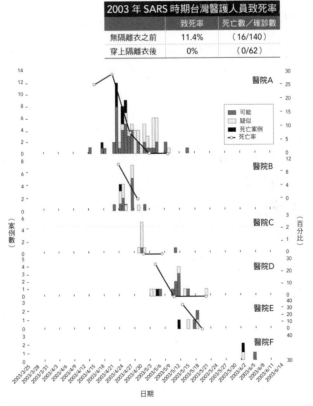

2003 年 SARS 時期台灣醫護人員致死率		
	致死率	死亡數／確診數
無隔離衣之前	11.4%	（16/140）
穿上隔離衣後	0%	（0/62）

2003 年 SARS 期間台灣六家醫院醫護是否穿防護衣的死亡數與確診數比較

取量的關鍵意義。

營養素：研究指出[2]在新冠病人入院之際，將平常沒有常規攝取維生素D補劑的病人（預設這些病人可能有維生素D缺乏的狀況）分成兩組，一組予以補給，另一組沒有，結果發現有補劑的那一組，後來需要進加護病房的機率是沒有補劑的四分之一。這個研究結果表示，營養素的補給可以改變病程的輕重。（詳細說明可參見第17章）

抗病毒藥物：所有抗病毒藥物都是在病症初發之際，愈早給予治療，效果愈好，這也是可以改變輕重症比例分布的因素之一。

慢性病防治：2021年5月，Alpha病毒造成的台灣本土致死率（確診死亡數／確診病例數）高達5%；反觀當時英國在Alpha疫情期間，致死率僅有1.5%（已部分接種疫苗）、全球平均2.5%，台灣顯得高出許多。我們推斷，此波疫情的高致死率與被感染者的年齡、行為所造成的高病毒攝取量較有關。除此之外，有沒有其他可被改變的因素，讓我們得以降低重症率呢？

尤其面對Omicron變異株及其後裔，眼看就要與我們長存的局勢，有什麼長期策略可進一步降低未來任何時期被感染的中重症比例？或許關鍵在於長期的「慢性病防治」。

流感與新冠肺炎重症與死亡的高危險因子具有高度重疊性，包含：肥胖、抽菸、心血管疾病、糖尿病等等。長期而

言，如果我們要降低重症比例，就要減低慢性病的發病率，也就是透過「健康的生活模式」來達到預防慢性病的效果。

遺憾的是，第三道防線的效果無法立竿見影，但從疫情發生以來，已有諸多研究告訴我們新冠肺炎重症率與運動、飲食習慣、抽菸等生活模式非常相關，值得另闢章節（參見第15章）詳細探討。

第四道防線：防止重症後死亡

即便是重症新冠肺炎的病患，只要給予足夠的支持性醫療，像是最重要的氧氣，以及後來的抗病毒藥物，多數人最終都可以康復的。

2020年3、4月，歐美各國面對新冠疫情爆發措手不及，多個城市都歷經醫療量能嚴重不足的問題，進而導致慘重致死率。再以英國為例，2020上半年新冠的致死率約12%（部分是因確診試劑不足，導致分母較少的假象），到了下半年，同一株病毒（Alpha變異株出現之前）的致死率已降到2.5%。這樣的現象完全突顯出醫療量能的重要性。當時美國紐約中央公園搭設了通常在戰時才會出現的帳篷醫院，就是要增加醫療量能；中國大肆興建方艙醫院，集中收置確診病患，同樣屬於應變之道。

在Omicron大爆發的高峰期，世界各國再次面臨醫療量

能不足的風險。新加坡在樟宜展覽中心搭設病床與隔板，台灣則持續增加防疫旅館或檢疫中心，收治確診的輕症病患。這些行動雖然形式不同，概念都一樣，就是增加醫療量能，避免中重症病患無床可用、無醫可治。

除了增加醫療量能，分流也極其重要。英國、瑞典、瑞士、台灣都鼓勵輕症者居家照護即可，瑞典甚至還延長給薪病假時數，讓染疫民眾不需就醫拿證明，可以安心在家休息。此舉可以讓醫療院所珍貴的床位留給真正需要的中重症病患。

疫情期間，我們也會即時監控死亡數字，針對尚有改善空間的公衛、醫療體系進行調整，才能把疫情的危害降到最低，同時也符合防疫策略「依需求即時調整」的原則。

即便醫療是預防死亡的關鍵因素，但新冠疫情的死亡率各國迥異，部分反而沒有反應出各國的醫療水準，這也是流行病學界致力探討的議題。有一個生態比較的研究，探討影響死亡率的因素，其中發現，一個國家人民的年齡結構愈趨向年老，或肥胖比例愈高，死亡率也愈高[3]，而肥胖率在高收入國家的確更為嚴重，從而顯示左右新冠疫情死亡率的因素，並不只有醫療水準與量能。台灣的肥胖率是日本的6.6倍（23.9% vs 3.6%），這是否可以解釋國人所關心的台灣新冠死亡率高於日本死亡率的觀察，非常值得探討。

我們不知道何時病毒會再次變種，或是下一個未知新興

感染症何時來臨。但固守這四道防線的原則，至少在這樣的理論基礎之上，是防治新興感染症不變的基本原則。

參考資料

1. Lin et al.. Google searches for the keywords of "wash hands" predict the speed of national spread of COVID-19 outbreak among 21 countries. Brain Behav Immun. 2020 Jul;87:30-32.
2. Nogues et al. Calcifediol Treatment and COVID-19-Related Outcomes. J Clin Endocrinol Metab. 2021 Sep 27;106(10):e4017-e4027.
3. Pablos-Méndez et al. Global ecological analysis of COVID-19 mortality and comparison between "the East" and "the West". Sci Rep. 2022 Mar 28;12(1):5272.

四道防線，守住健康

12 非得接受的綜合免疫，焉知非福

與我們對抗的敵人增強我們的勇氣，提升我們的技藝。敵手就是助手。

—— 艾德蒙‧柏克 Edmund Burke

根據牛津大學數據追蹤研究平台「我們的數據世界」（Our World in Data）的資料顯示，智利有高於99%的人口已經接種三劑新冠疫苗，而且至今也有一半人口已經接種第四劑。對於這樣的疫苗接種成就，我們真的要脫帽致敬。但即便是這樣的疫苗接種率，還是不敵 Omicron 變異株，2022年初至8月，智利已有250萬人確診，幾近一半的人口數。

博學廣聞的讀者可能會說：那是因為他們打了太多效果不佳的科興疫苗。

確實不同的新冠疫苗會有防禦效果高低的差異。不過面對 Omicron，再好的疫苗也會有很高的突破性感染。這種情況就好像考題出得太難，大家都答不出來，所以也分辨不出學生的程度。

一切還是要歸罪於 Omicron 這株病毒本身，讓突破性感

染無法避免，不管打幾劑，或打的是什麼疫苗。這就是全球人類不得不接受的狀況。即便在中國，執政者仍然極力以清零政策來阻擋Omicron，但眾人心裡都有數，他們付出太多代價，可回收的成效卻不彰。

台灣面對可能再一波的BA.5疫情，多少激起一些集體焦慮與不安。但是先別著急，靜下心來看看，眼前面對的是什麼樣的境況，或許一切沒有想像的那麼糟糕！

面對現實：疫苗保護力會持續下降

台灣最多人感染的新冠病毒是Omicron變異株。之前的Alpha株與Delta株僅感染了少部分人，沒有形成失控的廣泛社區感染。加上Omicron出現後，Delta、Alpha基本上已經銷聲匿跡。所以台灣人，或全世界的人都一樣，目前最需要防範的敵人，還是以Omicron變異株為主。

研究指出，各廠牌的疫苗對武漢病毒株（最原始的病毒株）的保護力都很高，一開始可以達到95%的超高保護力，就算過了六到九個月，也還有90%左右。但是到了Delta變異株，疫苗保護力降為90%，三、四個月之後，疫苗保護力為80%。正當Delta以其高傳播力與致病性橫掃全球，就要成為唯一的新冠流行變異株之際，Omicron像救星一般出現了（當然我們不是在一開始就認為Omicron是救

星）。

Omicron剛出現時，排山倒海的確診人數，在世界各地掀起一陣騷動，群眾恐慌不在話下。科學家發現，這個變異株顯然可以逃避疫苗或過往感染所提供的免疫力。這種被稱為免疫逃避的特性，是很麻煩的事，不但使得疫苗效力不彰，有些用於治療的單株抗體也同時失效。Omicron如此不同的特性，合理化了我們的恐懼。

不過，很快流行病學的分析就告訴我們，Omicron的感染人數與住院人數雖多，但是按比例一算，會發現Omicron的住院率約為Delta 的30%或更少，死亡率也大概只有Delta 的20%或更少。而實驗動物的資料也顯示，Omicron確實是一株被歸類為弱毒的變異株。

為什麼我們會稱Omicron是救星？從科學的角度，可以從兩個層面來看。Omicron除了是一株比Delta弱毒的病毒外，它超強的傳播性，使得大多數國家都在Omicron入侵一個月左右，疫情就達到高峰，繼而轉向趨緩。疫情從高點轉折而下，象徵R值已經<1。

疫情來得快、去得也快的話，整個社會受影響的時間便不會拖得很長。唯一的問題是，短時間感染造成的高峰感染期，會導致醫療量能的短缺，考驗著我們事先準備的完善程度。我們必須將醫療資源的分配做到最佳的組合，並運用於最需要的族群，才能把災害減到最低。

有了這一波疫情，公衛學界也有了機會，可以加緊腳步收集疫苗實際用於預防Omicron感染的效益數據。以英國來說，他們對疫情、疫苗、變異株進行長期不間斷的監測、分析、即時公布，以利於防疫策略的參考應用。依據英國疫苗監測週報的資料，無論施打兩劑還是三劑疫苗，在最佳的狀況之下，預防有症狀Omicron感染的效力只有70%。而且每過一個月，疫苗的效力就會減少約10%左右。以台灣施打疫苗的速度，加上疫苗緩打的影響，接種一千多萬劑，至少需要約四個月。也就是說，無論如何，整體疫苗的保護性，只有50%左右。

這些數據告訴我們一件事：以疫苗預防感染Omicron是幾乎不可能的。

看到這些資訊，先不要急著下結論：「那為什麼要打疫苗？」「我打了豈不是白打？不如乾脆不要打！」因為來自全世界的研究結果顯示，疫苗還是可以有效幫助減少重症與死亡風險。況且打了疫苗，就算出現突破性感染，也不見得全都是負面的影響。

我們所說的突破性感染，到底是什麼？

突破性感染 ＝ 疫苗接種 ＋ 自然感染

而科學界把自然感染加上疫苗接種所造就的免疫，叫做「綜合免疫」（Hybrid Immunity）。

綜合免疫，就是超級免疫

「綜合免疫」這個名詞，首次出現在2021年初的《科學》期刊，他們刊出兩篇文章，探討已經感染過的人，在接種疫苗之後，所產生的免疫反應又是何種樣貌[1、2]。

自然感染會讓人體產生免疫反應；接種疫苗也有一樣的功效。當一個人因為經歷了自然感染也接種了疫苗，所產生的兩種免疫反應的綜合，科學界就稱之為「綜合免疫」。

這兩篇研究論文不約而同得出相似的結論：**感染過新冠病毒的人，當他們接種疫苗之後，所產生的中和抗體，遠遠比只有接種疫苗或只有感染過病毒的人高出許多。**

當時《科學》期刊也針對這兩篇論文的結論刊出一篇評論[3]，裡頭包含了科學界首次以「綜合免疫」形容「自然感染＋疫苗」的免疫力反應。

往後，「綜合免疫」的研究陸續出爐，除了結論相當一致外，研究者還發現，這些有綜合免疫的人，他們血液中含有某些非常廣效的抗體，甚至可以阻止其他冠狀病毒的變異株。就像Omicron 出現後，綜合免疫對Omicron 所具有的保護性，就比原先期待的更好，因此科學界也將「綜合免疫」稱之為「超級免疫」[4]。

科學家針對30位接種兩劑BNT疫苗的成人（未曾被新冠病毒感染），檢測他們的中和抗體效價[5]，發現這些人對原

始武漢株有很好的中和抗體，但對 Omicron（BA.1）卻完全檢測不到抗體。這些人在八個月後接種第三劑 BNT 疫苗，頓時增加了對 Omicron 的中和抗體。有趣的是，原先就已經感染過武漢株的人，他們所產生的抗體不能中和 Omicron，而是要在14到16個月後，接種一劑 BNT 疫苗，也就是有了綜合免疫，才會產生對應 Omicron 的中和抗體。

三劑疫苗才能產生 Omicron 的中和抗體

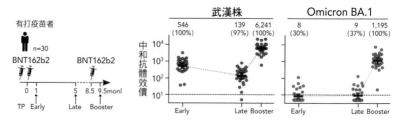

綜合免疫＝自然感染＋一劑疫苗產生Omicron 綜合抗體

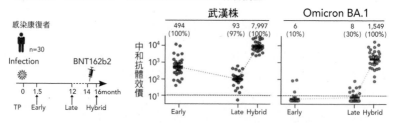

疫苗的中和抗體效價與綜合免疫的中和抗體效價

資料來源：Gruell, H., Vanshylla, K., Tober-Lau, P. et al. mRNA booster immunization elicits potent neutralizing serum activity against the SARS-CoV-2 Omicron variant. Nat Med 28, 477-480（2022）. https://doi.org/10.1038/s41591-021-01676-0

另一個研究[6]，探討有接種疫苗者與未接種疫苗者，感染Omicron之後的差別。研究發現，有接種疫苗的人感染Omicron後所產生的抗體是廣效的，意即可中和Omicron以及更早之前的變異株；若是沒接種疫苗，被Omicron感染，大部分的人只會產生針對Omicron的中和抗體。

接種過疫苗者
感染Omicron 後，產生高劑量廣效的中和抗體，可中和Omicron、原始武漢株、Delta 等

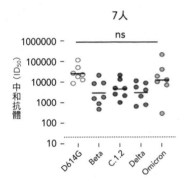

未接種過疫苗者
感染Omicron 後，僅產生Omicron 抗體，中和其他新冠病毒株的效力大減

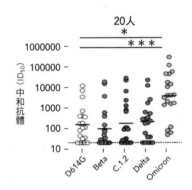

有接種疫苗者與沒接種疫苗者，被 Omicron 感染後的差別

資料來源：Khan, et al., Nature https://doi.org/10.1038/s41586-022-04830-x（2022 May 6.）

以上研究顯示，與單純被感染或只有接種疫苗相比，不論先被感染後接種疫苗，或是先接種疫苗再被感染，綜合免疫都會帶給人體較高、較廣效的中和抗體。（見下頁圖）

非得接受的綜合免疫，焉知非福

215

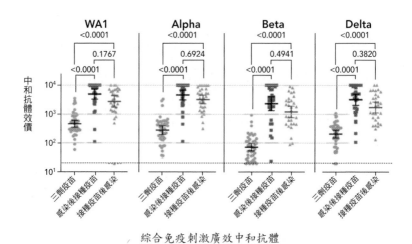

綜合免疫刺激廣效中和抗體

資料來源：T. A. Bates et al., Sci. Immunol.10.1126/sciimmunol.abn8014 (2022) https://www.science.org/doi/epdf/10.1126/sciimmunol.abn8014

　　研究甚至發現，綜合免疫可以克服年長者對疫苗的不良反應。（見右頁圖）

　　無論是哪一種新冠病毒變異株，對於年長者都具有較高的風險。但年長者經常出現對疫苗反應不佳的問題。別說是新冠病毒，就連流感疫苗，也會出現抗體效價與年齡成反比的現象。然而，我們發現，綜合免疫所產生的抗體，不只較為廣效，還可以克服年長者抗體反應效價低的問題[7]。

綜合免疫為你做好準備，對付下一個變異株

　　新冠病毒持續變異，Omicron 已從BA.1、BA.2，一直

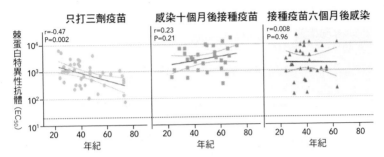

年長者對疫苗反應不佳；接種疫苗後的抗體反應與年齡成反比。綜合免疫，無論是先感染後接種疫苗，或是先接種疫苗再被感染，都可以克服年齡對疫苗反應的障礙

資料來源：T. A. Bates et al., Sci. Immunol.10.1126/sciimmunol.abn8014（2022）https://www.science.org/doi/epdf/10.1126/sciimmunol.abn8014

到現在的BA.5，而且現階段的變異與選殖，都免不了有免疫逃避的屬性。甚至出現一個很誇張的說辭：Omicron 象徵重複感染的時代來臨。

確實研究結果告訴我們，Omicron 重複感染的機率是Delta 的10倍多。不過這是針對感染了以往的變異株之後，Omicron與過往變異株抗原差異的結果。如今我們面對BA.5來勢洶洶，大家更好奇的是，那500萬名已經感染了BA.1、BA.2的台灣人，是否還會再一次感染BA.5？

其實不然。

葡萄牙是歐洲較早被BA.1入侵的國家，接著也被BA.5入侵。他們針對不同期間被不同變異株感染的人，再次被BA.5感染的機率進行研究[8]。結果顯示，因為全民高疫苗接

種率，綜合免疫對Omicron突破性感染的保護性是相當不錯的，約75.3%。

綜合免疫除了保護我們比較不容易被另一種變異株感染，還有另一個好處，就是讓免疫力持續得更久。

卡達在Omicron變異株出現前所做的一項研究[9]，發現若是只有接種疫苗，疫苗的保護性會隨著時間而遞減，反應在每日累積的總感染率在 80至120天之後，開始加速上升，因為疫苗保護效益降低了。（見右圖）反觀感染過的族群，累積感染率呈直線，表示疫苗加上自然感染的保護性維持不變，也就是綜合免疫的保護性可以維持得更長久。

我們已經知道一個事實：打了疫苗，仍無法完全保護我們不被新冠病毒感染。還是得透過被病毒感染，獲得綜合免疫。

這樣的結果並非人類的選擇。畢竟我們原本期待的是：透過疫苗取得群體免疫。

顯然，面對疫情，人類只能在被給予的選項中做出對自己最有利的選擇。**我們拒絕不了綜合免疫，卻可以有計畫地接受如何以「綜合免疫」取代「群體免疫」，並在過程中將整體的危害降到最低。**至於，「整體的危害」包含什麼？還需經過一番公開討論。不過在Omicron的低致病性與疫苗高覆蓋率的組合下，回歸正常生活應該是指日可待了。

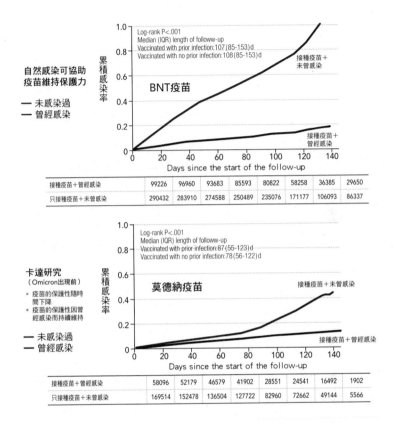

自然感染可協助疫苗維持保護力

— 未感染過
— 曾經感染

Log-rank P<.001
Median (IQR) length of followw-up
Vaccinated with prior infection:107(85-153)d
Vaccinated with no prior infection:108(85-153)d

BNT疫苗

累積感染率

接種疫苗＋未曾感染

接種疫苗＋曾經感染

Days since the start of the follow-up

| 接種疫苗＋曾經感染 | 99226 | 96960 | 93683 | 85593 | 80822 | 58258 | 36385 | 29650 |
| 只接種疫苗＋未曾感染 | 290432 | 283910 | 274588 | 250489 | 235076 | 171177 | 106093 | 86337 |

卡達研究
（Omicron出現前）

* 疫苗的保護性隨時間下降
* 疫苗的保護性因曾經感染而持續維持

— 未感染過
— 曾經感染

Log-rank P<.001
Median (IQR) length of followw-up
Vaccinated with prior infection:87(55-123)d
Vaccinated with no prior infection:78(56-122)d

莫德納疫苗

累積感染率

接種疫苗＋未曾感染

接種疫苗＋曾經感染

Days since the start of the follow-up

| 接種疫苗＋曾經感染 | 58096 | 52179 | 46579 | 41902 | 28551 | 24541 | 16492 | 1902 |
| 只接種疫苗＋未曾感染 | 169514 | 152478 | 136504 | 127722 | 82960 | 72662 | 49144 | 5566 |

非得接受的綜合免疫，焉知非福

219

參考文獻

1. Stamatatos, et al. mRNA vaccination boosts cross-variant neutralizing antibodies elicited by SARS-CoV-2 infection. Science. 2021 Mar 25;372(6549):1413-8.

2. Reynolds, et al. Prior SARS-CoV-2 infection rescues B and T cell responses to variants after first vaccine dose. Science. 2021 Apr 30;372(6549):1418-23.

3. Crotty., Hybrid immunity COVID-19 vaccine responses provide insights into how the immune system perceives threats, Science 372, 1392 (2021)

4. Callaway E. COVID super-immunity: one of the pandemic's great puzzles. Nature. 2021 Oct;598(7881):393-394.

5. Gruell, H., Vanshylla, K., Tober-Lau, P. *et al.* mRNA booster immunization elicits potent neutralizing serum activity against the SARS-CoV-2 Omicron variant. *Nat Med* 28, 477-480 (2022). https://doi.org/10.1038/s41591-021-01676-0

6. Khan, K., Karim, F., Cele, S. *et al.* Omicron infection enhances Delta antibody immunity in vaccinated persons. *Nature* 607, 356–359 (2022). https://doi.org/10.1038/s41586-022-04830-

7. Bates, et al. Vaccination before or after SARS-CoV-2 infection leads to robust humoral response and antibodies that effectively neutralize variants. Sci Immunol. 2022 Feb 18;7(68):eabn8014.

8. Malato, et al. Risk of BA.5 Infection among Persons Exposed to Previous SARS-CoV-2 Variants. N Engl J Med. 2022 Sep 8;387(10):953-954.

9. Abu-Raddad, et al. Association of Prior SARS-CoV-2 Infection With Risk of Breakthrough Infection Following mRNA Vaccination in Qatar. JAMA. 2021 Nov 16;326(19):1930-1939.

13 重複感染與疫情在地化

我知道這是一個荒謬的情況，但我們都參與其中，我們必須接受它本來的樣貌。

——卡繆，《瘟疫》

接種了疫苗，還是會被感染；感染了之後，還是會再被感染。

這就是新冠疫情既定的現實，人類不願意接受也不行，因為一切都已經印記在新冠病毒那持續具有免疫逃避的變異基因中。**你的抗體不足以中和下一個到來的新變異株，這是命定的生物之率。**不過，先不要氣餒，我們可以瞭解一下，再次被感染會出現更嚴重或較輕微的症狀？

2020 年 3 月到 6 月，卡達出現了第一波新冠疫情[1]，估計約有總人口的 40% 被感染。2021 年 1 月至 5 月間，又有兩波疫情，分別是 Alpha 和 Beta 變異株入侵。比較第二波及第三波重複感染病人與首次感染的病人，在控制年齡、性別、變異株種類之後，發現重複感染的人罹患新冠重症的比例（4/1,300），與首次感染者（193/6,095）相比，風險比是 0.10。且重複感染的人當中無人死亡，表示自然感染提供了

預防重症與死亡的免疫力。

美國加州的資料也顯示[2]，在 2021 年 8 月 Delta 疫情的最高峰，未曾感染的人（未接種疫苗）染疫住院的風險，是曾經感染者（未接種疫苗）的 15 倍以上。由此顯示，曾經自然感染可以預防重症住院比例，原因與既有細胞免疫相關；相對於冠狀病毒的棘蛋白會應人類抗體而不斷突變，冠狀病毒刺激細胞免疫的特徵在各變異株之間改變不大。

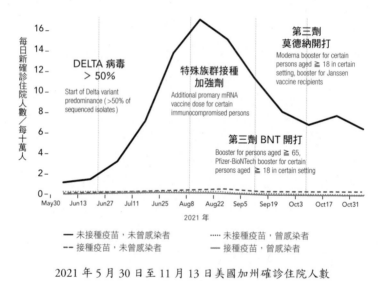

2021 年 5 月 30 日至 11 月 13 日美國加州確診住院人數

資料來源：MMWR Early Release/January 19

至於最具有突破性感染能力的 Omicron，又是如何？感染過 BA.1 或是 BA.2，可以預防 BA.5 嗎？

來自BA.1／BA.2的綜合免疫，可預防BA.5

台灣大部分的人只感染過BA.1或BA.2，而BA.5已經開始在台灣傳播，感染過BA.1或BA.2的500萬台灣人，會不會再感染BA.5，是目前大家最關心的問題。

加上眾人正引頸期盼次世代疫苗問世，希望透過施打次世代疫苗，增強對BA.5的抵抗力。但次世代疫苗是否能有效對抗BA.5，還未可知。因為即將問世的次世代疫苗，是以BA.1為抗原標的，若要檢視其針對BA.5的有效性，仍無臨床資料。不過有三篇文獻可以幫助我們找出一點蛛絲馬跡。

葡萄牙是歐洲較早被BA.1入侵的國家，後來也被BA.5入侵。他們的科學家針對不同時期被不同變異株感染的人，研究了再次被感染BA.5的機率[3]。結果發現，在全民疫苗接種比例高的情況下，綜合免疫對Omicron亞型變異株的保護性，BA.1／BA.2是75.3%，也就是感染過BA.1／BA.2的人，只有25%的人對BA.5不具保護性。至於感染過原始武漢株的人，保護性是51.6%；Alpha 為54.8%；Delta為61.3%。研究結果顯示，比起感染過其他變異株，感染過BA.1或BA.2的人，可獲得更強的BA.5保護性。

另一方面，卡達的研究[4]則顯示，曾被Omicron感染的人，對於預防有症狀的BA.4或BA.5感染率的有效性為

76.1%（95% CI：54.9-87.3%），也就是感染過BA.1／BA.2的人當中，只有24%的人不具BA.5的保護性。另一篇更早的研究[5]，更顯示BA.1與BA.2在短期內，互相具有相當程度的保護性，也就是說，感染BA.1後，可預防BA.2感染；反之，感染BA.2，也可以預防BA.1感染。既然BA.5是由BA.2演變而來，此文對BA.5仍具有參考價值。

綜合以上結論，台灣未來面臨BA.5，會是什麼情況？

套用上述的研究結果，BA.1／BA.2自然感染對BA.5的保護性為76%，以台灣的高疫苗接種率，加上超過500萬人已被BA.1／BA.2感染過，未來數個月，重複感染的人口大約僅占總感染人數的1/18。沒有感染過任何一株新冠病毒的人，被BA.5感染的機率一定比被BA.1／BA.2感染過的人高，而且高出很多。以上討論都是以有接種疫苗為前提。

▎新冠病毒感染無法刺激永久的免疫力

何謂永久免疫力？就是感染後，一輩子不會再被感染。天花，這個至今唯一被人類以接種疫苗的方式根除的疾病，就是靠著它所刺激的永久免疫力，成為根除病毒的最重要因素。且不管是接種天花疫苗或自然感染，所形成的群體免疫，都可以提供我們不再被天花病毒侵犯的永久保護。還有麻疹，一旦感染，人體免疫力可以維持數十年到一輩子之

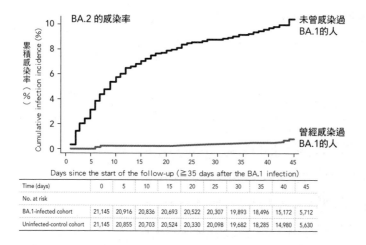

Time (days)	0	5	10	15	20	25	30	35	40	45
No. at risk										
BA.1-infected cohort	21,145	20,916	20,836	20,693	20,522	20,307	19,893	18,496	15,172	5,712
Uninfected-control cohort	21,145	20,855	20,703	20,524	20,330	20,098	19,682	18,285	14,980	5,630

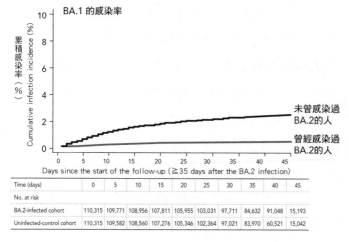

Time (days)	0	5	10	15	20	25	30	35	40	45
No. at risk										
BA.2-infected cohort	110,315	109,771	108,956	107,811	105,955	103,031	97,711	84,632	91,048	15,193
Uninfected-control cohort	110,315	109,582	108,560	107,276	105,346	102,364	97,021	83,970	60,521	15,042

　　BA.1 與 BA.2 在短期內，互相具有相當程度的保護性。
感染 BA.1 後，可預防 BA.2 感染；感染 BA.2，也可預防 BA.1 感染

資料來源：Chemaitelly, *et al.* Protection of Omicron sub-lineage infection against reinfection with another Omicron sub-lineage. *Nat Commun*13, 4675 (2022). https://doi.org/10.1038/s41467-022-32363-4

重複感染與疫情在地化

久。也就是說，只要感染過，就不太需要擔心會再被感染。

然而，新冠病毒並非如此，Omicron更是讓人類感到棘手無比。即使我們被感染過，也有可能再次被找上。

你我都感染過多次冠狀病毒

重複感染並非新冠病毒專屬的病毒特性。從已經與人類共存的四種季節性冠狀病毒來看，研究顯示，人類從這些冠狀病毒獲得的免疫力，只能維持很短的時間，所以大部分的人是有機會被重複感染的。一項長期追蹤的研究顯示[6]，此類季節性冠狀病毒的累積感染率，會隨年齡增加而提升。84%的兒童在三歲時就被至少一種季節性冠狀病毒感染過，而且20-48%的兒童在三歲以前有被冠狀病毒感染至少兩次以上的經驗。即便成年人，被一種冠狀病毒感染12個月後，再次被同一種季節性冠狀病毒感染也是常有的事。

雖說這四種季節性冠狀病毒帶來的症狀，都屬於上呼吸道感染的輕微症狀，但冬天住院的類流感呼吸道感染者當中，也有約10.36%的住院病人確認受到冠狀病毒的感染，病毒占比分別為HCoV-OC43（43.43%）、HCoV-NL63（44.95%）和HCoV-229E（11.62%）[7]，而且感染率最高的是10歲以下小孩。血清學研究也顯示，六歲以前的幼兒，感染率快速逐年增加[8]。經證實，大部分的人在六歲之前就已感染過冠狀病毒了[9]。

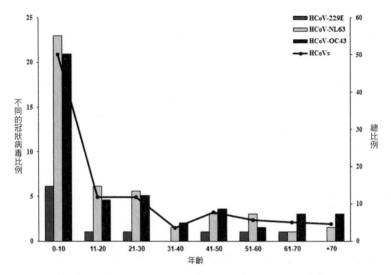

以色列一家醫院，在 2015-2016 的一年內，共有 1,910 個類流感住院病人，四種冠狀病毒感染占其中 10%，根據年齡分布，最高感染住院族群是 10 歲以下小孩

資料來源：Friedman, et al. Human Coronavirus Infections in Israel: Epidemiology, Clinical Symptoms and Summer Seasonality of HCoV-HKU1. Viruses. 2018 Sep 21;10(10):515.

　　從感染者主要都是年幼的孩童，成年人則呈現高抗體陽性率，顯示過往的自然感染提供某種程度的保護性。成年人雖可能再一次被感染，可是症狀通常不明顯。

　　綜合這些資料顯示，每次感染後所獲得的免疫力，雖不能預防下次感染，卻會使下次感染的症狀更輕微。

對某些人，重複感染是惹禍，不是幫忙

　　以上是冠狀病毒重複感染的相關研究結果，宏觀來看，

重複感染與疫情在地化

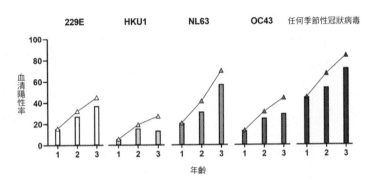

既有四種冠狀病毒的血清陽性率隨著年齡增加，表示三歲以前，84% 的兒童已被至少一種冠狀病毒感染

資料來源：Kolehmainen, et al. Serological Follow-Up Study Indicates High Seasonal Coronavirus Infection and Reinfection Rates in Early Childhood. Microbiol Spectr. 2022 Jun 29;10(3):e0196721.

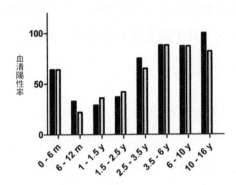

由資料顯示，大部分的人在六歲之前就已感染過冠狀病毒

資料來源：Dijkman R, Jebbink MF, El Idrissi NB, Pyrc K, Müller MA, Kuijpers TW, Zaaijer HL, van der Hoek L. Human coronavirus NL63 and 229E seroconversion in children. J Clin Microbiol. 2008 Jul;46(7):2368-73.

也代表了多數人所經歷的感染與免疫交互相關的機率。至於會不會有某些人走上不同病程，重複感染後，症狀反而更嚴重，而不是更輕微？確實是有少數這樣的人存在。

儘管絕大多數有關重複感染的文獻，都顯示自然感染可提供某種程度的免疫力，使得再次感染的症狀較輕，或整體住院率較低。但也有一些研究仔細描繪且凸顯個體的差異，值得我們好好瞭解這些例外具有哪些特性。

2020年11月到2021年5月間，西班牙的一家醫院追蹤了19位經過病毒基因定序確定是重複感染的病例[10]，且都在第一次感染後接受檢驗是否有抗體產生。結果發現，其中有六人沒產生抗體。在第二次感染時，那六位沒有產生抗體的人都出現症狀，其中兩人需要住院、一人死亡。而有抗體的13人中，只有五人第二次感染有症狀，其他八人都沒有症狀，沒有人需要住院或死亡。雖然樣本人數不多，但清楚闡述了感染後產生預期的免疫反應的重要性。感染後沒有產生抗體的人，就像接種疫苗沒有產生抗體一般，在下次感染時，是不具保護性的。此外，感染後沒有產生抗體，本身可能反應的是某種免疫缺陷，也是無法抵抗病毒的缺陷。針對這類族群加以研究，可以做為未來精準醫學的基礎。

墨西哥則分析了全國100,432名確診者的資料（Omicron出現之前）[11]，並確定有258例檢驗確診的重複感染病例（0.26%），顯示在Omicron出現之前，重複感染率不高。

從報告中還可觀察到，首次感染新冠病毒且為重症者，再次感染同樣是重症的機率較高，且兩次感染的間隔時間也較短。除此之外，在多變項分析中，也發現其他重複感染新冠重症者的相關風險因子，如年齡、共病（肥胖、氣喘、第二型糖尿病）等等。

綜上所述，我們已經可以知道，哪些人重複感染新冠病毒容易出現重症。還有沒有其他風險因子，會增加重複感染重症率呢？

加州的凱薩醫療機構（Kaiser）針對75,149名確診者進行研究[12]，重複感染的有315例，270天的累積重複感染率為0.8%。同時發現，初次感染需要住院的人，更有可能再次被感染（1.2% vs 0.8%）。此外，免疫功能低下患者的重複感染率為2.1%，也是明顯較高。不過兒童再次感染率則遠遠低於成人（0.2% vs 0.9%）。從性別來看，女性重複感染率為1.0%，與男性0.7%也有顯著差別。

以上研究同時讓我們觀察到，以住院率來說，重複感染的族群（11.4%）比初次感染的族群（5.4%）更需要住院。這是否違反了前面所說的，重複感染症狀較輕的理論？

應該不是，只要仔細分析就會看得出來，上述研究顯示重複感染的人比較集中在原本就相對不健康的人，反應在原先就需要住院，或已知免疫力較差的人身上。這些人或許就是我們需要特別注意的族群，相關作為如盡早診斷並加以治

療，或執行更詳細的個體研究，以進入精準治療／預防的範疇，都是我們可以著手進行的。

▍重複感染提供在地化疫情的平衡與穩定

過去兩個冬季，因為新冠疫情的防疫措施，使得全球每年都會出現的季節性流感疫情，不是縮小，就是像台灣一樣完全消失。熱愛「清零」的台灣人可能會因此拍手叫好。

可是現況不一定如我們所願。看看2022年新冠疫情趨緩、生活恢復正常之後，季節性流感疫情的樣貌又是如何[13]？流感病例在澳洲出現了一次較大的流行。這又是基於什麼原理？

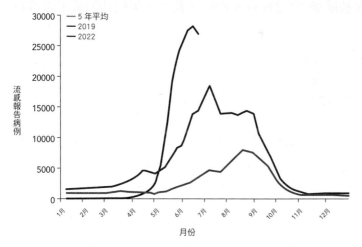

2022 年澳洲的流感通報數字大暴增

資料來源：Nazareth, et al. Is the UK prepared for seasonal influenza in 2022-23 and beyond? Lancet Infect Dis. 2022 Aug 3;22(9):1280–1.

　　在溫帶地區，每年冬季病毒報到就會感染一些人，因此也提升了族群整體具有的免疫力比例[14]。如此年年循環，造就了流感可預測的冬季流行，及其流行的幅度。2022年，在時隔兩年沒有流感流行季之後，必定會有更多人因沒有接觸病毒，而處於可被感染的狀態，因為多數人都沒有足以保護的免疫力。因此，世界各國都在2022年企圖擴大流感疫苗接種計畫，讓更多人接種流感疫苗，用以減低流感可能的危害。

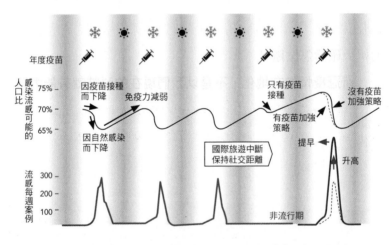

每年流感冬季流行的高峰季節，與疫苗接種帶來的免疫提升

資料來源：Ashraf. et al., How the COVID 19 pandemic will shape influenza public health initiatives: The UK experience. Hum Vaccin Immunother. 2022 Nov 30;18(5):2056399.

從以上流感重複感染的案例，就能理解我們該如何看待新冠疫情。套用一句老話：**不是感染愈少就愈好**。我們的疫苗所給的保護性是有限的，不管是時間或抗體的廣度。但有接種疫苗，再加上一定程度的感染，最好是輕症或無症狀，就有助於長期的穩定生活。

說個切身的故事：2022年6月，隔壁家小朋友是一對跳國標舞的兄妹，冠軍級的。當妹妹看見自己快篩兩條線之際，興高采烈在屋裡跳了幾圈。為什麼呢？因為她確定可以在兩週後，去參加那個她期待已久的國標舞競賽。反觀哥哥則有點鬱卒，因為他面對一個不確定的未來，若正好在比賽前兩天確診怎麼辦？

新冠疫情的在地化，不是以我們現在的科技就有能力阻擋的。花精力抗拒那無可避免的，最終只是讓那無可避免的延後發生，也必將前功盡棄。還不如及早為自己準備好如何對付那無可避免的，以減低危害。

2022年冬天，台灣可能面臨流感及新冠的流行，脆弱族群應提前準備。趁著疫情尚未起來前，還沒完整接種新冠疫苗的人，趕快接種適合自己的疫苗，並將身體調理好。十月流感疫苗開打時，要趕快接種，並維持良好個人防疫衛生習慣，如此才能安然再享受一個美好的冬季。

參考資料

1. Abu-Raddad, et al. National Study Group for COVID-19 Epidemiology. Severity of SARS-CoV-2 Reinfections as Compared with Primary Infections. N Engl J Med. 2021 Dec 23;385(26):2487-2489.

2. León, et al. COVID-19 Cases and Hospitalizations by COVID-19 Vaccination Status and Previous COVID-19 Diagnosis - California and New York, May-November 2021. MMWR Morb Mortal Wkly Rep. 2022 Jan 28;71(4):125-131.

3. Malato, et al. Risk of BA.5 Infection among Persons Exposed to Previous SARS-CoV-2 Variants. N Engl J Med. 2022 Sep 8;387(10):953-954.

4. Altarawneh et al. Protection of SARS-CoV-2 natural infection against reinfection with the Omicron BA.4 or BA.5

5. Chemaitelly, et al. Protection of Omicron sub-lineage infection against reinfection with another Omicron sub-lineage. Nat Commun 13, 4675 (2022). https://doi.org/10.1038/s41467-022-32363-4

6. Edridge, et al. Seasonal coronavirus protective immunity is short-lasting. Nat Med. 2020 Nov;26(11):1691-1693.

7. Friedman, et al. Human Coronavirus Infections in Israel: Epidemiology, Clinical Symptoms and Summer Seasonality of HCoV-HKU1. Viruses. 2018 Sep 21;10(10):515.

8. Kolehmainen, et al. Serological Follow-Up Study Indices High Seasonal Coronavirus Infection and Reinfection Rates in Early Childhood. Microbiol Spectr. 2022 Jun 29;10(3):e0196721.

9. Dijkman. et al. Human coronavirus NL63 and 229E seroconversion in children. J Clin Microbiol. 2008 Jul;46(7):2368-73.

10. Borras-Bermejo, et al., Characteristics of 24 SARS-CoV-2-Sequenced Reinfection Cases in a Tertiary Hospital in Spain. Front Microbiol. 2022 May 26;13:876409.

11. Murillo-Zamora, et al. Predictors of severe symptomatic laboratory-confirmed SARS-CoV-2 reinfection. Public Health. 2021 Apr;193:113-115.

12. Slezak et al. Rate and severity of suspected SARS-Cov-2 reinfection in a cohort of PCR-positive COVID-19 patients. Clin Microbiol Infect. 2021 Dec;27(12):1860.e7-1860.e10.

13. Nazareth, et al. Is the UK prepared for seasonal influenza in 2022-23 and beyond? Lancet Infect Dis. 2022 Aug 3;22(9):1280–1.

14. Ashraf. et al., How the COVID 19 pandemic will shape influenza public health initiatives: The UK experience. Hum Vaccin Immunother. 2022 Nov 30;18(5):2056399.

14 評估防疫成效：死亡率、超額死亡、死亡位移

當我活著，我要做生命的主宰，而不做它的奴隸。

——詩人惠特曼 Walt Whitman

　　每一條生命的消逝，在親友的心中，不是一個數字，而是生命中無法量化的全部。

　　醫護人員專注於眼前的病患，以腦袋中的知識，為每一位病患做出最佳的照護選擇。疫情突發，這樣的最佳選擇可能無法伸手可及；況且，什麼是最佳的照護選項，好像也無法確定。

　　2020 年 3 月，電視螢幕上出現了紐約市中央公園內排排站立的帳篷，說是用於收置新冠病人。還有堆滿屍體的冷凍車房，也出現在紐約市的某個角落。身在台灣的你，有沒有在剎那間，感受到那個平常不被你放在心上的名詞 —— 國家 —— 對你的重要性？因為疫情，不同的國家可以是如此迥異的場景。

　　新冠疫情爆發以來，截至 2022 年 7 月 28 日，全世界死

亡人數達639萬人，台灣則有8,714人喪命。疫情期間，公衛界無不力挽狂瀾，竭盡所能想要達到的，不就是一個可能的最低傷亡數字？但最低傷亡數字到底可以多低，或應該要多低？疫情當下容易見樹不見林，許多問題往往要等疫情告一段落，才能做出比較與評估。

▎新冠死亡率低，等於防疫做得好？

上面這個問題的答案，可能無法簡單回答。因為各國對於新冠死亡的判斷標準與防疫策略不一。

依據世界衛生組織在2020年4月[1]公布的「新冠死亡定義」：新冠感染是確診病例或疑似病例的「死亡主因」。如果新冠病毒感染只是輔助因素，而不是直接導致死亡的原因，則不計算在內。例如某人車禍喪生，遺體解剖發現死者患有新冠肺炎，但因為主要死因是車禍導致的顱內出血，而非新冠病毒，故不會列入新冠死亡名單。

確診病例很好理解，但為何也要把「疑似確診病例」列入？主要是因為在大流行期間，試劑與醫療資源不足的時空背景下，只要臨床症狀相符者，則可列為「疑似病例」，目的在於幫助我們更確切監控疫情的影響範圍有多大。

很多國家早在2020年4月世衛公布新冠死亡定義之前，就已擬定死亡病例的定義。因此各國確診數字與死亡數字，

很難拿來直接比較。例如，俄國對新冠死亡的定義是一定要有解剖結果[2]，這樣的定義肯定會低估新冠的致死率（確診死亡人數／總確診人數）；而新冠的死亡率（確診人數／總人口數），也受到試劑與醫療資源是否充足的影響，以至於我們不能將各國的死亡率放在同一個水平上檢視。同樣的，我們也很難拿新冠死亡率來判斷一個國家的防疫成效，因為各國的確診與死亡率的報告定義迥異，導致這些新冠死亡率的數字無法直接比較。

新冠病毒旋風似的造成全球疫情大流行，迫使各國快速反應，擬出防疫政策。然而，各國不同的防疫政策，從流行病學及公共衛生的角度嚴格來看，充其量僅能算是「超大型田野試驗」。因為在訂定這些防疫政策之前，沒有人可以預測或評估哪種策略最好。因此大部分國家都只能邊做邊調整，像英國就從剛開始所謂「輕症不檢測、學校不停課」的佛系防疫策略，轉向暫停大型聚會、提升防疫社交距離的策略。

在充滿不確定性的防疫策略，且通報標準各國不一的前提下，我們要如何看出各國的防疫成效差異？疫情期間「全死因的超額死亡率」分析，可能是當下被認為可以克服這種國與國之間既有差異的最好方法。

以超額死亡看待各國防疫成效

在正常狀況下，一個國家各種疾病的發病率與死亡率，通常會穩定地維持在一個可預期的範圍內，即便呈現長期增加或減少的趨勢，也都可以依據其過往的經驗來預估短期或長期的發展狀況。因此，若有突發的戰爭、超強寒流，或像是新冠病毒這樣的嚴重疫災，都會使當年度的死亡人數有超乎預期範圍的可能，而呈現所謂「超額死亡」的現象。

為什麼會說以「全死因的超額死亡率」分析新冠疫情，會比較準確？因為超額死亡率提供了一個國家（或地區）在特定時期內，與預期的死亡人數相比，估算出可能與突發事件有關的額外死亡人數。至於何謂預期死亡人數？通常是以前一年的同一時間，或事發之前多年的年平均值來估計。

針對新冠疫情，以全死因（舉凡疾病、意外等各種死因）的總死亡數分析超額死亡率，就可以克服各國在報告和檢測新冠標準的差異，以及死亡證明上死因分類的差異。

台灣呈現負超額死亡

針對 2020 至 2021 年的新冠疫情，至少有兩個研究，針對世界各國的總死亡人數相對於新冠死亡人數，進行超額死亡的分析。

世界衛生組織所主導的研究[3]，估算出全球在疫情這兩年的超額死亡為1,491萬（13.3-16.6M）人。此研究報告在2022年5月5日刊出，同年6月做了一些錯誤修訂，如德國的超額死亡減半、瑞典的超額死亡增加等等。

另一項研究[4]經同儕審查後發表於期刊上，是由一個國際研究團隊，以長期收集各國資料並研究各國各種疾病所造成的危害（Disease Burden Group，簡稱DBG）的基礎與架構，評估了全球新冠疫情的超額死亡，結果顯示，全球超額死亡約1,820萬人（17.1-19.6M）。

這兩個研究因選取的背景值不同，世衛選取2015至2019年的死亡數據，而DBG研究則使用2009至2019年的死亡數據，導致結果有所差異。不過就全球估算會有如此差異也不令人意外，1918到1919年流感大流行造成的死亡人數，估計出來的差異值更廣，從4,000萬到一億不等。

以上兩項研究雖然都有提供各國資料，但世衛的報告不會有台灣單獨資料的呈現。參考DBG研究的結果，台灣在2020到2021年是全球少數呈現負超額死亡的五個國家之一，其餘四個分別為澳洲、冰島、紐西蘭、新加坡。《英國經濟學人》雜誌也進行了類似的研究，有關台灣部分，所得到的結果與DBG雷同：台灣在2020至2021年的疫情期間，呈現負超額死亡。

負超額死亡是什麼？簡單說，就是實際死亡人數比預期

少。

　　你有發現嗎？根據DBG的研究結果，我們可以發現負超額死亡國家有一個共通點：多數皆為島國。島國可以進行更有效的邊境管控措施，進而減少境外移入病例，同時也降低了病毒進入國境內的機率。當然也不能忽略這些國家的防疫作為，但有了天然屏障，加上部分國家人口密度低，好比紐西蘭，都是促成負超額死亡的助力。不過有些國家（英國），並未善用島國優勢以邊境管制來防疫。

▌死亡位移，讓我們對新冠死因有更多理解

　　新冠疫情高峰期間，感染者雖多，但死亡人數相對較低，而死亡者中大多數皆罹患常見共病，如心血管疾病、高血壓等高風險虛弱族群。這些患者的共病，才是導致死亡數字增加的主因。也就是說，新冠病毒感染的死亡衝擊，主要是集中在健康狀況原本就不佳的族群，而導致死亡人數／死亡率的提升。我們還發現，在特定疫情期間，一些虛弱族群因感染新冠病毒，在原本身體狀況就不好的情況下，提早面臨死亡，進而在高峰期之後，出現一段非新冠總死亡率低於預期的時期，因為疫情讓關鍵族群的死亡稍微提早。

　　我們以義大利北部利古里亞區的觀察來解釋[5]。2020年疫情高峰期間，利古里亞每週有151人（95% CI 137.8-

164.4）超額死亡，也就是說，全因死亡人數比疫情發生前五年（2015-2019）的年平均人數增加了63.3%。可是在接下來的八週，卻出現了比疫情爆發前五年的週平均絕對死亡人數少（-35.9，95% CI -45.5 -26.0）的狀況。作者稱之為「死亡位移」（Mortality displacement）效應。也有人稱之為「收穫效應」（Harvesting effect）。

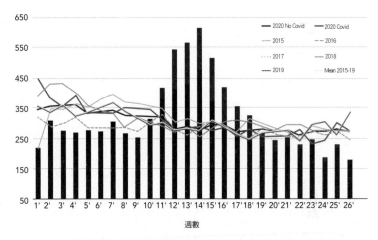

2020年新冠疫情期間，義大利利古里亞區死亡人數所呈現時間位移效應

資料來源：Astengo M, Tassinari F, Paganino C, Simonetti S, Gallo D, Amicizia D, Piazza MF, Orsi A, Icardi G, Ansaldi F. Weight of risk factors for mortality and short-term mortality displacement during the COVID-19 pandemic. J Prev Med Hyg. 2022 Jan 31;62(4):E864-E870.

　　死亡位移效應可以在時間上位移，也可以是死因的位移。如在以色列，新冠疫情高峰期，整個期間的非新冠死亡率，與前幾年大多數年齡組的總死亡率相比，顯著降低，特

別是在2021年1月和2月的新冠高峰期[6]。造成這種情況的原因，可能是在感染高峰期間，因新冠疫情死亡的眾多人口，多數集中在老年人，而他們很多人也都有心血管疾病、糖尿病、高血壓等共病。這些人的死因被歸納為新冠病毒致死，或有些人本來身體就很不好，因染疫而提早了死亡的進程。所以接下來幾個月的時間，那些常見的死因，如上述提及的共病，卻呈現較低的死亡率。

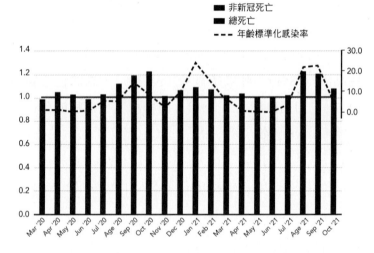

2020年3月至2021年10月，以色列死亡人數所呈現之死因的位移效應

資料來源：Haklai Z, Goldberger NF, Gordon ES. Mortality during the first four waves of COVID-19 pandemicin Israel: March 2020-October 2021. Isr J Health Policy Res. 2022 May 31;11(1):24.

就台灣而言，2019到2020年流感季節出現的病例沒有預估的多，連帶的肺炎死亡率也下降；加上2020到2021年

的冬季，因為新冠疫情的防疫措施，跨國旅行減少也降低流感病毒入境的機會。兩個原因促使台灣連續兩年肺炎死亡人數大大下降。雖然2021年5月Alpha病毒疫情釀成台灣812人死亡，卻被疫情高峰前後的低死亡率給抵銷了。這是台灣負超額死亡的部分原由。

一項墨西哥的分析[7]，更清楚闡述了死亡位移的現象。研究人員對各種死因進行分析，在2020到2021年間，新冠疫情死亡人數為439,582人，全死因的總超額死亡為600,590人（超出預期38.2%，95% CI：36.0-40.4）。研究人員發現，有些疾病的死亡率大幅成長，增幅最大的是糖尿病（比預期高出36.8%）、呼吸道感染（33.3%）、缺血性心臟病（32.5%）和高血壓（25.0%）。而多種其他病症的死亡率卻比預期低，如傳染病和寄生蟲病（-20.8%）、皮膚病（-17.5%）、非交通事故（-16.7%）和惡性腫瘤（-5.3%）。

從墨西哥的案例就可以瞭解，新冠疫情可能會使死亡因素有所轉移，有可能某些病症的死亡率因而上升，有些卻會下降。

這種死亡位移的效應，也可能與施打含去活化病毒的百日咳三合一疫苗（DTwP）相關。在以往使用三合一疫苗的年代（現在都用次單位疫苗），有一個非常仔細比較病例與對照組之差別，並長期觀察的研究指出[8]，接種DTwP疫苗後兩天內，女嬰猝死的機率微微增加（風險比1.7），接著

在未來的兩到七天時間，死亡率的風險比則會下降至75%，之後會恢復成與對照組相當的數值。這是非常一致性的觀察，在不同年代使用去活化病毒百日咳疫苗時都會出現這樣的情形，這個現象其實就是所謂的死亡位移效應。經過時間的位移，而產生死亡率的變動。疫苗接種並不會增加死亡率，但可能會讓少數原本不健康的嬰兒的死亡，提早了幾天發生。

▋肺炎，最後一根致命的稻草

人終有一死，而每個人都會有一個死因。

急性肺炎一直是近年來台灣人的十大死因之一，依據世衛的資料，它也是全球的第四大死因。新冠病毒的死亡也屬於此類急性呼吸道感染。疫情期間，我們關心新冠相關的死亡人數，在疫情高峰期，台灣每日100多人因此喪生，國人為此唏噓不已。但當疫情緩解後，我們不會再花心思問今天死亡數為何？屆時，台灣還是平均每日會有30-40人死於急性肺部疾病（含急性肺炎），因為對年長者而言，急性肺炎是最常見的最後一根稻草；不過，一不小心，它也會讓一些人英年早逝（Premature death）。

到底是哪些病原體貢獻了這些急性肺炎的死亡？答案是，非常多種病原體，其中最重要的兩種病原都有成人疫苗

可以預防感染後罹患重症，就是流感疫苗與肺炎鏈球菌疫苗。很快的，新冠病毒會加入此死因與疫苗的行列。

　　台灣企業大亨王永慶先生，以90歲高齡仍參與公司的員工運動會，令人印象深刻，直到他罹患肺炎之後，身體狀況就大不如前。這也是為何他捐助幾億台幣送台灣人肺炎鏈球菌疫苗。這些成人疫苗的使用，對年長者而言，最大功能就在於預防重症；最重要的是，有助於你的健康餘命，當然也會稍稍減少高齡死亡率，但只是額外紅利，可遇不可求。

參考資料

1. World Health Organization. International Guidelines for Certification and Classification (Coding) of COVID-19 as Cause of Death Based on ICD International Statistical Classification of Diseases. See https://www.who.int/classifications/icd/Guidelines_ Cause_of_Death_COVID-19-20200420-EN.pdf (last checked 10 June 2020)

2. Beaney et ql. Excess mortality: the gold standard in measuring the impact of COVID-19 worldwide? J R Soc Med. 2020 Sep;113(9):329-334.

3. Global excess deaths associated with COVID-19, January 2020 - December 2021, published in May 2022 (https://www.who.int/data/stories/global-excess-deaths-associated-with-covid-19-january-2020-december-2021)

4. COVID-19 Excess Mortality Collaborators. Estimating excess mortality due to the COVID-19 pandemic: a systematic analysis of COVID-19-related mortality, 2020-21. Lancet. 2022 Apr 16;399(10334):1513-1536.

5. Astengo et al. Weight of risk factors for mortality and short-term mortality displacement during the COVID-19 pandemic. J Prev Med Hyg. 2022 Jan 31;62(4):E864-E870.

6. Haklai Z, Goldberger NF, Gordon ES. Mortality during the first four waves of

COVID-19 pandemic in Israel: March 2020-October 2021. Isr J Health Policy Res. 2022 May 31;11(1):24.

7. Palacio-Mejía et al. Leading causes of excess mortality in Mexico during the COVID-19 pandemic 2020-2021: A death certificates study in a middle-income country. Lancet Reg Health Am. 2022 Sep;13:100303.

8. Huang WT, Chen RT, Hsu YC, Glasser JW, Rhodes PH. Vaccination and unexplained sudden death risk in Taiwanese infants. Pharmacoepidemiol Drug Saf. 2017 Jan;26(1):17-25.

新防疫未來式

第 四 部

防治感染症與慢性病的交集——健康的生活模式。

15 飲食與運動，關乎新冠重症機率！

尋尋覓覓，原來那長生不老的祕方，一直就在你身邊。

　　是的，不要懷疑，影響新冠重症機率的關鍵因素，很大程度操之在你手中——你怎麼吃、有沒有動。

　　首先，借鏡自然世界，我們來看看飲食有多厲害，竟然可以顛覆基因表現？就從蜜蜂說起。蜂王與工蜂都是**雌性**，擁有相同的基因，但蜂王的體型是工蜂的兩倍，壽命（1-2年）也比工蜂（夏天150-200天；冬天15-38天）長很多。是什麼造成這樣的差異？牠們唯一不同，就在於食物；蜂王吃的是蜂王漿，而工蜂吃的是花粉和蜂蜜。

　　吃很重要！那人類怎麼吃呢？

　　我們從小就接受「均衡飲食」的健康教育；當然，均衡飲食的內容會隨著科學研究知識的累積而不斷調整。除了教我們怎麼吃，也告訴我們要怎麼動，所以我們知道養成運動的習慣是健康之道，尤其人類壽命延長後，老年人如何運動成為熱門的話題。

現在,看看下面衛生福利部國民健康署訂定的標準,你是否達到「運動」的標準?

成人每週至少運動三次,總共要有至少150分鐘的中度活動量(持續10分鐘以上,微喘、出汗、心跳比平常快),或是75分鐘的費力活動量(持續10分鐘以上,劇烈喘息、大量出汗、呼吸與心跳都比平常快上許多),才能維持身體基本健康。

回到新冠議題,毋庸置疑新冠病毒將長期與人類共存,且會持續對某些特定風險族群的健康造成威脅。最常見的風險因子包括體重過重、心血管疾病、高血壓、糖尿病和慢性肺病。具有這些高風險因子的人,感染新冠病毒後,有較高的重症與死亡率。但面對這些風險,我們絕非束手無策。多數慢性病可以透過行為與生活模式改變,減少發生率或延後發病。而飲食與運動,正是生活模式中最重要的一環。

植物性飲食,讓我們不易走向新冠重症

研究人員透過智慧型手機,收集了592,571名美、英兩國的參與者資料,進行有關新冠感染症狀的研究[1]。其中31,815人(5.36%)在追蹤期間成為新冠確診病例。

在調查了每位參與者的飲食習慣，以強調植物性食物的含量（如水果或蔬菜等健康植物性食材）為評分要點，進行飲食習慣評分。結果發現高健康品質飲食習慣的參與者，感染新冠病毒的風險，與低健康品質飲食者相比，低了9%；感染後重症的風險也低了41%，非常可觀。

此外，研究人員還發現一個有趣的結果，低健康品質飲食者若居住於經濟發展程度較低的社區，對新冠感染率有加乘的效果。

除了針對一般民眾的調查，科學家也針對六個國家（法國、德國、義大利、西班牙、英國、美國）頻繁接觸新冠確診患者的醫護人員進行研究[2]。

在568例新冠病毒確診病例中，有138位屬中重症感染，其餘430人為輕症，另有2,316例無確診的對照者。科學家再針對這幾個不同類別的人進行飲食比對，藉以瞭解感染新冠病毒的風險，以及感染後罹患中重症的風險。

這項線上調查於2020年7月至9月間進行，收集前一年參與者食用47項食物的頻率，用以評估受訪者飲食模式的詳細訊息，以及他們感染新冠病毒的嚴重程度。同時還收集了有關個人背景、病史、藥物使用和生活方式等資訊。

研究者將各種飲食習慣組合分成三大類：

- 植物性飲食：蔬菜、豆類和堅果含量較高，家禽、紅

肉和加工肉類含量較低。

- 魚素／植物性飲食：同植物性飲食，但添加了魚或海鮮。

- 低碳水化合物高蛋白飲食：以高蛋白質成分的食物為主，減少碳水化合物攝取。

在控制了幾個可能產生影響的變因後，如年齡、種族、醫學專業和生活方式（抽菸、體能鍛練），結果發現採取植物性飲食者，感染新冠病毒後罹患中重症的機率，是沒有遵循這類飲食模式者的73%（減少了27%的中重症機率）；而植物性／魚素飲食者罹患中重症的風險則更低，為59%（減少了41%的中重症比例）。再與吃植物性飲食者相比，**那些自述吃低碳水化合物及高蛋白飲食的人，罹患中重症的機率則增加3.94倍。**

要注意的是，此研究是探討「感染新冠病毒後罹患中重症的機率」，並不是探討「飲食類型與染疫與否的關聯性」。加上此研究的男性人數多於女性，研究結果是否可適用於女性則不確定。

▎喝咖啡降低罹患新冠的風險？

咖啡已經成為現代人不可或缺的日常飲品，有些人早上

不來一杯，就覺得腦袋無法清醒；有些人則是一天要喝好幾杯，才能維持工作效能。

有一個網路傳言，說喝咖啡竟然可以預防新冠病毒？真的嗎？

看看英國生物銀行資料中的37988人回溯性追蹤研究結果[3]，其中17%在2020年11月之前，就已有新冠病毒確診紀錄。接著分析確診者與10年前參與者所提供的飲食習慣，發現每日喝3-4杯咖啡的人，比起不喝咖啡的人，罹患新冠肺炎的風險是90%（即減少了10%）。

咖啡藏有什麼祕密？竟然可以降低新冠病毒確診機率？

這樣的數據或許也是流行病學研究的特點：會因為研究地區族群的特性而得到不同答案。若細看咖啡的原料，就知道它不僅含咖啡因，還含有數十種植化素，其中有許多與免疫呈相關性。對蔬果攝取量較低的英國人來說，咖啡很可能是他們多酚總攝取量的主要來源，尤其是酚酸（phenolic acids）。加上咖啡因和多酚都具有抗氧化和抗發炎的特性，且喝咖啡會影響血液中CRP、白細胞介素6（IL-6）和腫瘤壞死因子 α（TNF-α）等促發炎的分子。我們已經知道，這些分子與感染新冠病毒的嚴重程度和死亡率相關。而統計結果也顯示：喝**不加糖**咖啡的人在研究期間死亡的可能性，比完全不喝咖啡的人低 16% 到 21%。

數年前，美國退休人員協會針對他們會員所進行的研究[4]，

就已顯示每日咖啡攝取量與全死因的死亡率成反比，也與心臟病、呼吸系統疾病、中風、受傷和事故、糖尿病和感染導致的死亡人數呈負相關。

總而言之，咖啡對新冠感染的保護作用是可以從生物背景來解釋，尤其在蔬果吃得少的歐美人士身上，咖啡的作用更容易被凸顯。但這不代表我們就可以不吃蔬果以喝咖啡代替。畢竟水果和蔬菜普遍含有豐富的維生素、纖維、礦物質、多種植化素，如類胡蘿蔔素和類黃酮；這些物質有些具抗發炎作用，有些甚至具抗病毒特性及免疫保護功能。咖啡雖然也有近似的功效，但終究無法完全取代蔬果。

美國前總統柯林頓：蔬食救了我的命

一張五顏六色的盛餐照片，令人垂涎不已。餐桌上的菜餚有烤花椰菜、櫻桃番茄、辛香大蔥藜麥、香醋紅甜菜絲、蒜味鷹嘴豆泥和生蔬菜棒、亞洲風味豌豆沙拉、各式新鮮烤堅果、哈密瓜片和草莓，以及豐富美味的特級初榨橄欖油拌洋蔥巨豆。

不仔細看，還真沒發現食材中少了一樣多數人每天都會吃的東西：肉。

這是美國前總統柯林頓接受採訪時所拍下的照片，這桌「菜」，是他與記者共食的蔬食午宴。席間，柯林頓提及他

為什麼會成為一名素食者[5]。

他本是個老菸槍，又是工作狂，在熱愛垃圾食物（美國最常見的垃圾食物包括炸薯條、洋芋片、炸雞、漢堡、甜甜圈、糖、可樂等）的家庭長大，卻又有心臟病家庭史的基因背景。在2004年發現多條血管已經有90%阻塞，那年他歷經四條心血管的繞道手術。術後，依據他的醫師傳述：「恢復良好。」但這手術成果僅維持六年。2010年，他的心血管又阻塞了！這次是裝上心臟血管支架的手術。

人生能有幾次心血管阻塞手術？63歲的他，終於領悟到：「**醫生只能治病，健康要靠自己。**」加上他的女兒雀兒喜預計在同年7月結婚，他意識到自己必須保持健康的身體，才能挽著女兒的手，陪她走紅毯。

於是他聽從專家的建議，開始調整生活模式，其中最大的改變，就是以植物性食材為主的飲食習慣。所謂植物性食材為主的飲食，可以是蛋奶素或純素（vegan）。蛋奶素是可吃魚、蛋或奶；純素或全素則是飲食中完全沒有來自動物的食材，包含蛋、奶都不能吃。

柯林頓自從實行純素飲食後，加上規律的運動與維持良好的生活習慣，在女兒出嫁前，他瘦了將近十四公斤，每個在婚禮上看到他的人，都說他變年輕了。

為什麼純素可以改變一個人這麼多？

其實不只因為吃的是植物中多元的植化素及膳食纖維，

也更因為停止攝取動物食材中不利於人類健康的成分，如動物性脂肪。更不用說，還有減碳環保的外溢效果！

世衛與衛福部給的飲食指引

根據國健署訂定的標準，國民每日應攝取：全穀雜糧類、豆魚肉蛋類、乳品類、油脂與堅果種子類、蔬菜類、水果類食物，依不同年齡、性別有建議的每日的份數。

然而國健署委託研究計畫《國民營養健康狀況變遷調查106-109年》的資料顯示，台灣人的蔬菜、水果攝取量都低於每日建議分量。以蔬菜類來說，13到18歲的男性，每天應該要攝取5份蔬菜，實際攝取量卻只有1.8到1.9份，同齡女性也只有1.6到1.7份。水果攝取量以13到44歲男性偏離標準值最多，每日應該攝取3.5到4份水果，但實際攝取量只有0.7到1份。這個結果證實台灣人的蔬果攝取量嚴重不足，也與世衛訂定的標準相差甚遠。

世衛建議，成人每日飽和脂肪和純糖的攝取量，應限制在總能量攝取量的 10%以內，同時將纖維的攝取量增加到至少25公克，水果和蔬菜的攝取量增加到每日至少5份。

世衛公布的這項國際飲食指南，主要目的是幫助人類預防各種形式的營養不良，降低非傳染性疾病的風險，包含心臟病、中風、糖尿病與癌症。因為不健康的飲食和缺乏運

動，是當下全球人類健康的最大風險。而健康的飲食，甚至可以回溯到我們還是嬰兒的時候。研究顯示，以母乳餵食嬰兒可以促進成長，改善神經認知發育，同時具有長期的健康益處，例如降低過重、肥胖、罹患非傳染性疾病的風險。

健康飲食對於新冠病毒的防治也具有功效。根據前面提到的英國生物銀行資料回溯性的追蹤研究發現，在嬰兒期食用母乳者與未食用母乳者相比，長大成人後罹患新冠的風險是0.91（意即減少9%）。這資訊是要告訴年輕的母親們，身心健康狀況允許的話，**哺育母乳可能會讓孩子受益一輩子**。

當然往事已矣，若沒有打好底子也不用因此灰心。正如柯林頓所言，「健康要靠自己」，我們必須為自己的身體負責，而每日飲食就是最容易改變的因子。

科學家利用英國生物銀行的回溯追蹤研究也發現，每日食用至少0.67份蔬菜（煮熟或生的，但不包括馬鈴薯）的人，與蔬菜攝取更低的族群相比，染疫的風險是0.88（減少12%）。反之，每天食用加工肉0.43份者與每日食用＜0.07份的人比，染疫的風險是1.14（增加了14%）。

世衛更建議[6]，成人的能量攝取（卡路里）應與能量消耗維持平衡，這是維持體重的祕訣。同時還有像是總脂肪不應超過總能量的30%；飽和脂肪的攝取量應少於總能量的10%；反式脂肪的攝取量應少於總能量攝取量的1%，都是控制體重的要點。我們更應以邁向食物零反式脂肪為目標，

讓身體的脂肪消耗從飽和脂肪和反式脂肪轉向不飽和脂肪。

世衛同時建議,成人應該將純糖的攝取量限制在總能量攝取量的10% 以下,或盡量減少到5% 以下會更好。鹽分攝取量維持在每日5公克以下(相當於鈉攝取量每天少於2公克),此舉有助於預防高血壓,降低成年人罹患心臟病和中風的風險。世衛會員國更已訂下目標,要在2025年,將全球人口的鹽分攝取量減少30%;他們的共識是,2025年要逆轉糖尿病在成人和青少年族群上升的趨勢,也逆轉兒童過重、肥胖的上升趨勢[7、8]。

世衛僅代表政策主導,但要從國家落實到個人,則要重新審視世衛在1986年簽訂的《渥太華健康促進憲章》(Ottawa Charter for Health Promotion),其中訂定五大行動綱領:

一、建立健康的公共政策:影響健康的不僅是衛生政策,所有公共政策都應檢視其對健康的影響。如果政策對健康產生負面影響,我們必須努力加以改變。

二、建造有利於健康生活的環境:保護自然環境,打造不會危害健康的生活、工作和休閒環境。例如,為在職父母提供負擔得起的托兒服務。

三、加強社區行動:社區本身最知道人民的需求是什麼,以及如何滿足人民的需求,因此要賦予社區人

民更大的控制權。

四、發展個人技能：人們想要掌控自己的生活，需要發展更多技能，包括獲得必要的資訊、培訓或其他資源，使他們能夠採取行動促進或保護他們的健康。從事衛生工作者（如國健署）必須努力使人們獲得必要知識，從而做出明智決定。

五、重新定位醫療保健：促進健康是每個人的事，跨部門合作則是關鍵。在衛生系統內，需要在健康促進和治療服務之間取得平衡。這種重新定位的一個先決條件，是醫學教育方式需要有重大改變。

其中的第五項，更是敦促台灣健保體系必須思考轉型，針對整體國民不健康的長期趨勢，因應世界潮流做出調整改變，扭轉人類健康日益惡化的趨勢。

運動也可預防新冠重症

美國加州 Kaiser 健康管理中心（也是健康保險公司），是一家以會員制度服務約400多萬人的多功能健康管理機構，提供完備的醫療服務。你可以把它想像成一個提供醫療服務的私人健保公司（有點像台灣的健保，概括承受會員所有醫療問題）。

對保險公司來說，投保人愈健康，公司就愈省錢（也愈賺錢）。但醫療體系只能治病，無法提供健康，於是他們開始收集所有會員（也就是他們的病人）運動習慣的資料，企圖釐清健康與生活模式的直接關係，以做為激發健康生活模式的誘因。

Kaiser的做法很簡單，每一次病人來到醫院門診，不管看的是什麼病，醫生都會花幾分鐘的時間，詢問他們每星期是否有運動的習慣，以及是否每週有至少150分鐘的中強度運動（如快走），且每週運動至少五天。若達到此標準，就符合當下主流公衛體系（世衛、美國CDC或台灣國健署）體力活動的建議。長期下來，Kaiser把會員就其運動習慣分成三種類別：持續運動（每週150分鐘以上）、偶爾運動（平均每週10-149分鐘）、持續不運動（每週＜10分鐘）。

這樣的資訊對他們來說有什麼用？

當新冠疫情出現後，他們進行回溯分析，發現在所有感染新冠病毒的會員中，一直有持續運動的人，罹患重症或死亡的機率最小；從不運動的人罹患重症或死亡的風險最高；偶爾運動的人則介於中間[9]。

截至2020年10月，Kaiser會員中有103,337人確診新冠病毒，其中48,440例為18歲以上，且過去兩年內至少有三次運動頻率紀錄。Kaiser針對此48,440人的運動史，分析運動頻率與習慣是否與病情的嚴重程度具相關性。

當控制了所有感染新冠病毒重症的風險因子（含年齡、性別、肥胖、抽菸、慢性病史）之後，他們從統計結果中發現，**持續不運動的新冠患者與持續運動的患者相比，住院的風險是 2.26 倍，進住加護病房的風險是 1.73 倍，死亡的風險是 2.49 倍。**

我們都知道，規律運動可降低罹患慢性病的風險，如第二型糖尿病、心血管疾病等等。但這個研究告訴我們，即便在控制以上慢性病之後，運動仍可讓病人感染新冠病毒後降低重症或死亡的風險。此研究同時也呼應了英國生物銀行的研究結果，健康的生活模式可以直接降低罹患新冠重症的風險[10]。

保持健康的飲食、良好的運動習慣，雖說是老生常談，但從各方數據來看，很多人依舊長期缺乏微營養素、缺乏運動。在新冠疫情的考驗下，運動與健康飲食的重要性再度被凸顯，就像是一個提醒人類要改變的訊息。

看見了沒？**預防感染症與慢性病居然有交集，就是需要一個健康的生活模式。**

健康的生活模式才能幫助你培養出強健的體魄，預防重症與死亡；而不是光只仰賴趕不上病毒變異的藥物與疫苗。

「健康要靠自己，醫生只能治病。」

參考資料

1. Merino. et al., Diet quality and risk and severity of COVID-19: a prospective cohort study. Gut. 2021 Nov;70(11):2096-2104.

2. Kim., et al., Plant-based diets, pescatarian diets and COVID-19 severity: a population-based case-control study in six countries. BMJ Nutr Prev Health. 2021 Jun 7;4(1):257-266.

3. Vu., et al., Dietary Behaviors and Incident COVID-19 in the UK Biobank. Nutrients. 2021 Jun 20;13(6):2114.

4. Freedman. et al. Association of coffee drinking with total and cause-specific mortality. N Engl J Med. 2012 May 17;366(20):1891-904.

5. AARP 網站，下載 2022.7.3 https://www.aarp.org/health/healthy-living/info-08-2013/bill-clinton-vegan.htm

6. World Health Organization. Diet, nutrition, and the prevention of chronic diseases: report of a joint WHO/FAO expert consultation, vol. 916: World Health Organization; 2003.

7. Global action plan for the prevention and control of NCDs 2013–2020. Geneva: World Health Organization; 2013.

8. Comprehensive implementation plan on maternal, infant and young child nutrition. Geneva: World Health Organization; 2014.

9. Sallis et al., Physical inactivity is associated with a higher risk for severe COVID-19 outcomes: a study in 48 440 adult patients., Br J Sports Med 2021;0:1-8.

10. Hammer et al., Lifestyle risk factors, inflammatory mechanisms, and COVID-19 hospitalization: A community-based cohort study of 387,109 adults in UK. Brain., Behavior, and Immunity 87 (2020) 184-187.

16 人類的朋友：
益生菌與益生元

它消弭了長新冠的症狀；它助長了新冠抗體的壽命；它幫助你咽喉
新冠病毒檢測提早轉陰；它就是你的朋友：益生菌。

　　一個看起來微胖的救護車司機對記者說：「我以為我要死了。」

　　他在2020年12月時感染了新冠病毒，當時英國流行的應該是Alpha病毒株。所幸，他最後撐了過來，沒被病毒擊潰，但往後一年的時間他沒辦法工作，因為幾乎所有已知的長新冠症狀他都有，包括腦霧、從頭到腳疼痛、完全沒有體力勞動等等。

　　這是英國廣播公司的一則新聞報導[1]。分享這則故事，並不是要強調長新冠有多可怕，而是要提出解方——面對讓人膽戰心驚的新冠肺炎後遺症，我們似乎已經找到一些解決方法了。

▎令人驚喜的研究結果

2022年3月一篇發表於《COVID》科學期刊上的文獻[2]，描述了一個臨床測試的結果。這個臨床實驗所測試的內容不是藥物，而是益生菌（probiotic）與益生元（prebiotic）。*他們採取隨機雙盲試驗，由英國劍橋大學的一位教授主導。

此實驗共有151名長新冠患者參與研究，他們被雙盲且隨機地給予安慰劑，或是富含植物化學成分的營養膠囊。在30天的療程結束後，受試者主觀的感受與30天前相比有非常明顯的改善，不管是咳嗽、疲憊、每週三小時的運動耐受力等等，皆顯著好轉。

前面提到的救護車司機也參與了這個實驗，他對著鏡頭說：「我只吃了幾天，整個人都不一樣了，覺得有精神，腦霧也不見了。我現在已經開始每週工作兩天。」

現在你一定急著想知道，他們給受試者吃的營養膠囊，到底成分是什麼？其實就是我們經常在電視和網路上看到的廣告：益生菌與益生元，也是所謂的植化素（植物萃取物）。

此益生菌／益生元膠囊由羥丙甲纖維素和結冷膠製成。醫生給予受試者的每日劑量（兩粒膠囊）為200毫克，含有

---

* 益生菌與益生元不同，益生菌是指對人類無害或有助於人類的細菌，以人類腸道為例，乳酸菌、雙歧桿菌以及部分鏈球菌等都是屬於益生菌；益生元則是天然食物中不易被人體酵素消化的多醣成分，卻是益生菌生長不可或缺的營養素，可平衡腸道細菌叢生，包括膳食纖維和寡糖等等。

菊粉（inulin）和包含了植物乳桿菌、鼠李糖乳桿菌、保加利亞乳桿菌、乳酸乳球菌和副乾酪乳桿菌等100億個菌落形成單位（CFU），以及含植物化學物質的全食物膠囊[†]。

其實，這個研究是該團隊的第二項研究，他們先前已經完成一個開放式的臨床測試並發表文章[3]，證明益生菌對新冠病人的康復是有幫助的。同時，此團隊正進行第三部分的研究，給予受試者加入維生素D3的益生菌／益生元混合物，分析定期運動對抗體濃度是否有影響。

我們已經可以確定，新冠病毒短期內不會消失，所以科學家們必須從長計議如何對抗病毒。眾人皆認同，回歸健康生活的基本面，如營養、運動，而非仰賴藥物，才是真正的解決之道，也絕對是明智之舉。

迎接「益生」生活

看到這個令人振奮的訊息，不禁也讓我們好奇，全世界只有這個英國團隊致力於研究益生菌與新冠病毒的關係嗎？

當然不是。一篇標題名為「益生菌可改善新冠門診病患

[†] 含植物化學物質的全食物膠囊（PC），成分：甜橙（Citrus Sinensis）（含70毫克生物類黃酮）、德國洋甘菊（Matricaria recutita L.）、薑黃素複合物中的薑黃根莖（含23.8毫克類薑黃素）、石榴（石榴皮和種子）（含10毫克鞣花酸）、虎杖根（含100毫克白藜蘆醇）。

的症狀，且可清除病毒：一項隨機、四盲‡、安慰劑對照試驗」的研究，算是第一個針對新冠病人，在急性期予以益生菌治療，而且是一個有對照組的研究[4]。

　　這項墨西哥的研究發現，與安慰劑相比，益生菌治療組在第15天和第30天的鼻咽病毒量顯著降低。一開始肺部X光顯示有肺浸潤的116名受試者，在以益生菌治療第15天和第30天後，肺部狀況也有明顯改善；而且益生菌治療組在第15天與第30天，有更高的抗新冠病毒IgM和IgG抗體濃度，表示益生菌可以調節免疫系統，使其更有效地運作，包括產生抗體。（見右圖）再者，發炎指數（hsCRP）與血栓指數（D-二聚體）在第15天的血清濃度都較低，表示益生菌可以減緩發炎反應。

　　此研究再次顯示，在新冠患者發病後一週內，還可以用非藥物的調理（如益生菌）或營養素（見第17章）來改善癒後不佳的健康狀況。

　　面對長新冠的症狀，有了這些研究支持，讓我們找到治療的新方法。透過服用益生菌與益生元，可以改善相關症狀，並有效清除殘留在體內的病毒。如同那句廣告台詞：「腸道好，人不老。」雖然益生菌沒辦法讓我們真正不老，可是它可以讓我們有更健康的身體，對抗新冠病毒的入侵。

---

‡ 指受試者、執行臨床試驗的醫護、進行實驗室測試的人員、資料分析者都不知道哪一組是實驗組或安慰劑組，只有代號。

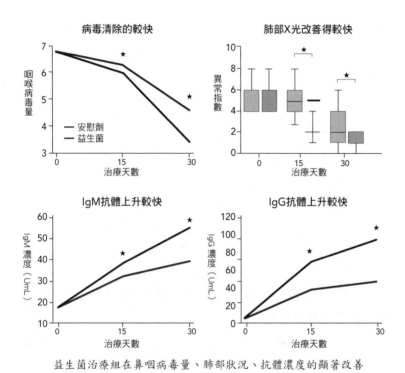

益生菌治療組在鼻咽病毒量、肺部狀況、抗體濃度的顯著改善

┃益生菌可以調適疫苗反應

西班牙的一項研究[5]，以隨機、雙盲、安慰劑對照試驗，針對長期暴露於病毒的第一線醫護人員，進行特定的益生菌（棒狀桿菌K8 CECT 5711）測試，評估該益生菌與新冠發病率、嚴重程度、疫苗免疫反應和副作用相關的參數。在兩個月的時間裡，250名20歲以上的一線醫護人員被隨機

人類的朋友：益生菌與益生元

分配每天接受 L. coryniformis K8 或安慰劑。並以 PCR 或抗原檢測持續追蹤新冠病毒感染的發生率。

研究期間，有些參與者正好接種了新冠疫苗。研究結束時，分析這些人體內特定 IgG 的血清效價，發現他們的新冠特異性抗體（IgG）的效價隨時間過去而降低；對比之下，服用益生菌的受試族群，體內抗體明顯高於對照組，且在接受第一劑疫苗後超過 81 天，還是呈現較高的反應。研究人員針對這樣的現象作出解釋：益生菌可幫助維持較久的抗體效價。

此研究結果也呼應前項墨西哥的研究；益生菌可以提升疫苗接種或感染後免疫反應所產生的抗體效價。

更有趣的是，在接受第一劑疫苗之前開始服用益生菌的受試者，於接種疫苗時所報告的副作用（任何類型）皆顯著減少，特別是手臂疼痛的部分。

我們已經知道，有些人的抗體效價下降得較快，如肥胖或患有共病的疫苗接種者。此研究可能提供了抗體下降較快的機制，尤其是肥胖與慢性病患者，他們腸胃道內的菌體以有害的菌種居多。至於是否可以藉由使用益生菌，延長新冠疫苗產生的免疫保護，則非常值得繼續探討。

以上這些研究，無論是針對長新冠患者的治療，或確診後用以改善癒後的預防性治療，以及完全用於補給式的預防性使用，都再次證實了益生菌與人類健康是息息相關的。

參考資料

1. BBC 新聞 https://www.bbc.com/news/uk-england-cambridgeshire-61162782
2. Thomas R., A Randomised, Double-Blind, Placebo-Controlled Trial Evaluating Concentrated Phytochemical-Rich Nutritional Capsule in Addition to a Probiotic Capsule on Clinical Outcomes among Individuals with COVID-19—The UK Phyto-V Study. COVID:2(4). Mar 22, 2022 10.3390/covid2040031https://www.mdpi.com/2673-8112/2/4/31.
3. Thomas R, Aldous J, Forsyth R, Chater A, Williams M (2021) The Influence of a blend of Probiotic Lactobacillus and Prebiotic Inulin on the Duration and Severity of Symptoms among Individuals with Covid-19. Infect Dis Diag Treat 5: 182.
4. Gutiérrez-Castrellón, et al., Probiotic improves symptomatic and viral clearance in Covid19 outpatients: a randomized, quadruple-blinded, placebo-controlled trial. Gut Microbes. 2022; 14(1): 2018899. Published online 2022 Jan 11.
5. Rodriguez-Blanque , et al. Evaluation of the effect of *Loigolactobacillus coryniformis* K8 CECT 5711 consumption in health care workers exposed to COVID-19. Front Nutr. 2022 Aug 3;9:962566.

17 缺乏維生素D？現在就補上！

每一件事，完成之前，都顯得不可能！
　　——*南非前總統納爾遜・曼德拉Nelson Rolihlahla Mandela*

　　「我家小孩營養不足？不可能！」這是很多家長看到營養調查的結果，最直接的反應。

　　當然，天下一定沒有任何父母會故意餵食不營養的食物給孩子。不過，很遺憾的是，你家小孩缺乏某些營養素的機率很大。我以流行病學家的專業，可以很篤定地這麼告訴你。

　　看看下圖，這些數據可不是憑空捏造出來的，而是直接從衛生福利部國民健康署的《2017-2019國民營養健康狀況變遷調查》報告摘錄下來。

　　報告資料清清楚楚地告訴我們，台灣人嚴重缺乏維生素D，全民每日平均攝取量，只有建議量的50%。鈣也是一樣低，各年齡層的平均攝取量，同樣只有建議量的50%，包括兒童在內。

　　而血清維生素值檢驗結果也顯示，21.2%的成人屬缺乏

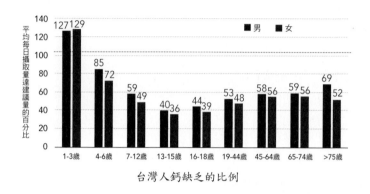

台灣人鈣缺乏的比例

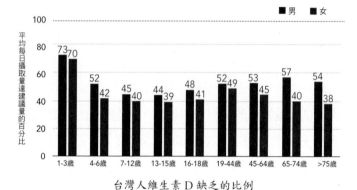

台灣人維生素 D 缺乏的比例

資料來源：國健署2017-2020全國營養調查

（＜20mg/mL）；8.6%屬邊緣缺乏（＞20，＜30mg/mL）。
16-18歲的青少年則狀況更差，缺乏占23.7%，邊緣缺乏占
49.8%。

　　不久前，台灣人不是正納悶著，為何日本小孩的身高近
10年來都超越台灣小孩？

或許答案就在這裡。兒童生長需要鈣質，而鈣質一旦**攝**取量不足，小孩就會長不高。這是老掉牙的知識，但怎麼就沒人注意到台灣人的鈣質與維生素D嚴重缺乏？

　　台灣有多少年長的人罹患骨質疏鬆，甚至容易骨折，這些都與維生素D與鈣質缺乏有關，值得我們深入探討。

▍補上你所需的營養素

　　一旦發現人體的營養素缺乏，立刻補上，就這麼簡單。要不然為何國家要花這麼大的工夫，年復一年執行營養調查。況且，上一次的調查報告就已經顯示至少這兩項微營養素，國人是嚴重缺乏的。只是很遺憾，問題依舊沒有改善。

　　事實上，含有維生素D的食物少之又少，基本上要靠食物來攝取足夠的維生素D不大可能。維生素D主要的來源是由人類自行製造，只要曬太陽，就能誘發人體自行生產維生素D。雖然一天只需要在**直射的**日光下曬10分鐘，即可獲得一日充足的維生素D，但每天要在中午時間出去站在大太陽下曝曬10分鐘，好像與住在都會區多數人口的生活模式不大相符。

　　尤其在晝短夜長的冬日，日照缺乏，地球上很多居民，若沒有食用維生素D補充劑，多數都會處在維生素D缺乏的狀況而不自知。

人類自行製造維生素 D 的兩個步驟：

先是需要在陽光下讓 7-脫氫膽固醇分子吸收紫外線 B（波長 290-315 nm），就可以在上表皮細胞的細胞質產生「維生素 D 前體」。接著這「維生素 D 前體」會到細胞膜上，受溫度刺激很快轉換成維生素 D。接著維生素 D 被運送到肝臟，在哪裡羥基化後成為 25-羥基維生素 D——這就是我們檢驗血液中維生素 D 量的指標。之後，在腎臟中，被代謝為具活性的 1,25-二羥基維生素 D。

由此可知，要造就體內具備活性維生素 D，需要：陽光、健全功能的肝臟與腎臟。

自然生物界中存在兩種形式的維生素 D：哺乳動物產生的膽鈣化醇（維生素 D_3），以及植物、真菌和酵母所產生的麥角鈣化醇（維生素 D_2）。就食品添加的角度，國際的建議（Codex Alimentarius CAC/GL 10/1979）並沒有區分這兩種形式。但 D_2 與 D_3 的生物活性在人類體內是否等效，在學術界仍有爭議。

反觀台灣，明明位於亞熱帶與熱帶區域，日照時間長，國人卻同樣缺乏維生素 D。這可能還是與崇尚白皙皮膚的審美觀脫不了關係。看看針對台灣嬰兒的研究[1]，完全以母乳

哺育的嬰兒，維生素D缺乏率是86.1%，混合餵養的嬰兒則是51.9%；而喝純配方奶的嬰兒，維生素D缺乏率則是38.5%。

全母乳寶寶的維生素D缺乏率，反應的是台灣育齡婦女維生素D的缺乏率。這個研究倒是有實質幫助到嬰幼兒，現在小兒科醫生都會常規給予維生素D的補給。

為什麼我們要在這裡討論維生素D的缺乏？因為新冠疫情讓我們注意到，維生素D缺乏可能衍生的不良後果，也重新審視維生素D之於呼吸道感染的角色。

▌維生素D與呼吸道疾病的關係

一項針對參加冬季訓練的跆拳道選手所進行的研究[2]，探討了維生素D與呼吸道感染的關係。科學家確定選手們血液中維生素D稍微缺乏後，將其隨機分組，一組給維生素D 5000 IU／日，另一組給安慰劑。四週內，有吃維生素D那組的上呼吸道症狀明顯減少很多。類似的維生素D臨床試驗，在20世紀就已被執行過，且證實在冬天給予維生素D補給的人，會比沒有補給的人，較少出現呼吸道感染症狀。

不論是人體本來就具備的免疫反應，或是藉由疫苗的刺激來產生抗病毒的特異性免疫反應，都需要正常運作的免疫功能。想像人體是一座大工廠，免疫反應是我們的防護罩，

要提供防護罩足夠的能力抵禦外來病毒，勢必要供給它足夠的能量。而我們體內的多種維生素（含維生素D在內），就是維持這些免疫機制正常運作的重要分子。例如，維生素A、β-胡蘿蔔素可以維持我們上呼吸道黏膜濕潤，降低病毒附著的機率；維生素D可以活化我們體內的免疫細胞，促進免疫反應；鋅可以調節免疫細胞，甚至具備干擾RNA病毒複製的能力。

所以多種微營養素，包含維生素D，皆與免疫功能相關[3]。

若是身體工廠缺乏了這些維生素、礦物質，我們就要想辦法把它補滿、補齊，這樣一來，當我們注射了疫苗，也比較容易使每一個免疫反應的步驟最佳化，更可以降低感染後重症的風險。

▍幫助新冠病患對抗病毒的神奇療方

西班牙巴塞隆納有一家醫院（Hospital del Mar）把新冠病人分成實驗組（447人）與對照組（391人），所有病患除了接受當時醫療體系可以提供的最適當療法之外，實驗組還多添加了一個口服療方[4]。

之後，院方持續追蹤病人的身體狀況30天，結果顯示（單變項分析），對照組有20.9%需要住進加護病房，實驗組只有4.5%，死亡率則是15.9%與4.7%之別。

以多變項分析來看，在年齡、性別、入院時血液中的維生素D、其他疾病等變因受到控制之下，醫生發現，實驗組需要進加護病房的風險減了87%，風險是對照組的0.13；死亡率減了70%，死亡的風險是對照組的0.30。

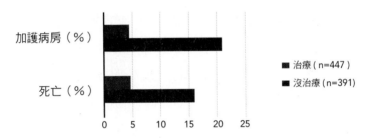

COVID-19 病患入院後接收維生素 D 治療（第一天 532ug；第 3, 7, 15, 30 天 266ug）與沒有接受維生素 D 治療者相比

　　這是什麼神奇的療方？效果豈不是比瑞德西韋所公布的臨床試驗的結果更好嗎？我們看瑞德西韋最終的臨床實驗效果是：治療組在第29天的死亡率為11.4%，相對於對照組15.2%，只減低了3.8%。

　　這並不是藥物治療的實驗，此研究實驗組的受試者，只不過是被醫生多添加了維生素D的攝取而已。這些人是經過篩選後，剔除了平時有常規攝取維生素D補劑的人。所以醫生所做的事，不過就是幫這些明顯缺乏維生素D的人補上而已。

　　但維生素 D 並不是多吃多好，本來就缺乏的人，補上了當然會更好，不缺的自然也就不用補。至於這個實驗如何控制維生素 D 的劑量呢？以口服的維生素 D_3 來說，入院第一天醫生就會給 532ug，之後在第 3、7、15、30 天給 266ug，算是短期內高劑量的補給。

　　維生素 D 如此重要，為何至今仍未列入治療新冠病人的指引？甚至確診病人入院時，都沒有將檢測血液中維生素 D 的濃度列入常規檢驗項目，以做為治療指引？為什麼？

　　因為醫生們有潔癖，要百分百無誤才能列入醫囑。況且醫師不知道要如何訂定給予營養素的指引。

　　比起藥物臨床試驗的嚴謹度，至今維生素 D 是沒有足夠嚴格的實驗資料可以引用。但從另一個角度來看，如果在營養師的建議下，補一補原來就缺乏的營養素，不是應該的嗎？況且可能很有幫助。

　　以台灣人普遍缺乏維生素 D 的情形來看，約 30％ 國人血液中的維生素 D 少於 30ng/mL（建議的正常值）。若要減低癌症或心血管疾病的發生率，有些學者認為維生素 D 的濃度最好介於 50-70 ng/mL，甚至更高可能會更好。在如此缺乏的情況下，由營養師建議補充，是不是可以對我們的健康帶來長遠且正面的影響呢？

　　或者更進一步，把血清營養素檢驗，列為健保給付的常規體檢項目。缺乏者可取得營養師諮詢，如此更具預防功能。

維生素D與你的長期健康息息相關

我們對於因為新冠病毒感染而重症、死亡的人，總是會尋找各種理由加以解釋。但從流行病學的角度，找到可被改變的因子、降低國人新冠重症率與致死率，才是重要目標。

新冠疫情固然趨緩，但病毒會持續存在。對大部分的人而言，因為接種過疫苗，或因重複感染而有足夠的免疫力，就算感染新冠病毒，最多就是出現嚴重的上呼吸道症狀。

但你有沒有想過，那些無症狀的人與嚴重症狀的人，差異在哪裡？兒童感染都是以無症狀、輕症居多，為什麼？是否重症者與孩童的差別，在於體內尚未老化的免疫力？

再想一想，**我們總是要先讓免疫力能夠維持正常運作，才有機會讓它不老化或延遲老化。而包括維生素D在內的多種維生素，正是維持免疫力正常運作的重要因子。**有什麼理由不正視我們缺乏維生素的事實呢？況且從全國健康營養調查報告來看，我們缺的不只是維生素D！

此時，我們必須更徹底地檢討我們的生活模式，尤其是飲食習慣。或許整個社會對於健康生活模式的執行，並不是一個很友善的環境，比如說高纖、低升醣指數的健康食物，需要花時間尋覓，常常一時找不到只好隨便吃。而可口的高糖、高熱量又不健康的食物，卻是滿街都在誘惑你。

我們的下一代生來就處在這樣不健康的生活模式中，未

來只會更難翻身。而且不要懷疑，所有慢性病的發病年齡都在年輕化，原因正與我們逐漸惡化的生活模式息息相關。

在許多營養調查的報告中，其實各年齡層皆呈現不同程度的營養不足，為什麼我們只專注於兒童？因為這件事攸關我們大人沒有努力維護「**兒童健康權**」，他們在沒有選擇的情況下，就被賦予不健康的生活模式。當然，父母無辜，他們在非故意的狀況下讓小孩吃得營養不足；但公共衛生學界看見了，卻沒有作為，這就非常違反專業良知了。

新冠疫情不會是最後一個全球大流行。整體健康環境似乎趨向緩慢沉淪，對人類健康的負面影響就像是溫水煮青蛙，只會一代一代逐漸惡化。

在疫情蔓延的過程，我們經歷了親人離世、醫護人員損傷等慘痛經驗，也讓我們因此看見新冠重症的風險共病。而這些其實很多都可以透過行為、生活模式的調整，就能預防或延緩發病。

隨著疫情就要結束，我們是否可以用一種更前瞻性、永續性的思維，重建已經被我們破壞的一切？

參考資料

1. Chen CM, Mu SC, Chen YL, Tsai LY, Kuo YT, Cheong IM, Chang ML, Li SC. Infants' Vitamin D Nutritional Status in the First Year of Life in Northern Taiwan. Nutrients. 2020 Feb 4;12(2):404.

2. Jung, et al.. Vitamin D_3 Supplementation Reduces the Symptoms of Upper Respiratory Tract Infection during Winter Training in Vitamin D-Insufficient Taekwondo Athletes: A Randomized Controlled Trial. Int J Environ Res Public Health. 2018 Sep 14;15(9):2003.

3. Wimalawansa SJ. Rapidly Increasing Serum 25(OH)D Boosts the Immune System, against Infections-Sepsis and COVID-19. Nutrients. 2022 Jul 21;14(14):2997.

4. Nogues X, et al. Calcifediol treatment and COVID-19-related outcomes. J Clin Endocrinol Metab. 2021 Jun 7:dgab405.

18 重新審視人類正在經歷的另一個大流行：肥胖

舉步邁向有朝一日可能會實現的目標是不夠的；每一步本身必須有一個目標，同樣也是向前邁進的一步。

——歌德 Johann Wolfgang Von Goethe

　　2020年爆發的新冠疫情，至今已經邁入第三年，確診與死亡的數字持續上升。新冠病毒對人類健康的危害之所以如此之大，其實有很多幫凶默默出手相助——其中一個叫作「肥胖」。

　　如今人類面對的全球危機，除了新冠疫情之外，還有另一個大流行：肥胖。且兩者加乘，對我們的健康造成更大威脅。科學家給了這種現象一個名詞：Syndemics*。

　　肥胖也是全球大流行？

---

* Syndemics 是指人群中兩種或多種同時發生或相繼發生的流行病或疾病聚集爆發，且兩者具有生物相互作用，繼而加劇兩種疾病的預後和健康負擔。本文要闡述：肥胖已是半世紀以來，在已開發國家持續惡化並逐漸擴散於開發中國家的疾病。而新冠疫情發生後，肥胖使感染者的重症與死亡率增加。值得注意的是，在高所得國家，肥胖問題逐漸集中於社經地位較低的族群，他們因此承受更高比例的不良健康後果，更凸顯肥胖的嚴重性。

　　沒錯，而且這場流行已經延續多年。從1975到2016年，全球肥胖率增加了兩倍。全球近20億人，亦即總人口的四分之一，屬於過重或肥胖。更讓我們擔憂的是，近年來，急速上揚的是年輕人口的肥胖率。

　　種種數據都指向同一件事：一場全球大流行正日益惡化地進行著。而台灣也不落人後，緊跟著這股潮流前進。台灣目前有50%的成人和18%的兒童屬於肥胖或過重[1]。而新冠疫情的發生，可能還助長了肥胖率的增加，也讓我們看到肥胖對於新冠患者的危害。

▍胖不是醜，是不健康

　　當今普世的審美觀「瘦即是美」，曾被無限上綱至成為人類健康的威脅，出現營養不良、厭食症等身心問題。時尚王國法國終於在2015到2017年透過一連串的立法與修法，禁止時尚產業對模特兒不合理的體重要求，嚴格要求不能雇用BMI＜18的模特兒。

　　不過風水輪流轉，直到近年，不知是審美價值真的變得多元，還是以多取勝的結果論。胖，也逐漸成為一種美的主流象徵。

　　話說回來，美醜終究是一種主觀意識。從健康的角度看待肥胖，我們才能客觀地剖析它對人體的影響。

「肥胖」在2013年已被美國醫學會正式定義為一種疾病。所謂疾病，就是需要治療，以及持續關注和制訂預防策略。這也算是一種扭轉乾坤的思維，因為多年來的資料顯示，實在有太多疾病、死亡率都與肥胖相關。肥胖還是一系列慢性病的風險因子，例如心血管疾病、中風、高血壓、糖尿病、膽囊疾病、腎臟疾病、關節炎等等。而現代人最害怕的多種癌症，經證實元凶之一就是肥胖。（見下頁圖）

　　肥胖的特徵是脂肪異常的積累引起病理學改變，進而威脅到整體健康。衡量肥胖的一個標準，是身體質量指數：BMI=體重（公斤）／身高（公尺）^{2}。依照衛生福利部國民健康署的標準，台灣人BMI ≧ 24為過重（國際標準25）；≧ 27是輕度肥胖（國際標準28）；> 30是中度肥胖；35以上就屬重度肥胖了。

　　另一種判斷肥胖的標準，則是使用中樞肥胖來定義：女性腰圍 ≧ 80公分、男性腰圍 ≧ 90公分（有別於世衛標準94公分）。如果四肢纖細但腰圍超過標準，依舊會被歸類為中樞肥胖族群。值得注意的是，台灣女性的中樞肥胖率（52.9%）高於過重（23.2%）及肥胖（19.6%）比例的加總。

▎當肥胖遇上新冠病毒，迸出的火花可能致命

　　美國疾管署針對2020年曾到急診或住院治療的3,242,649

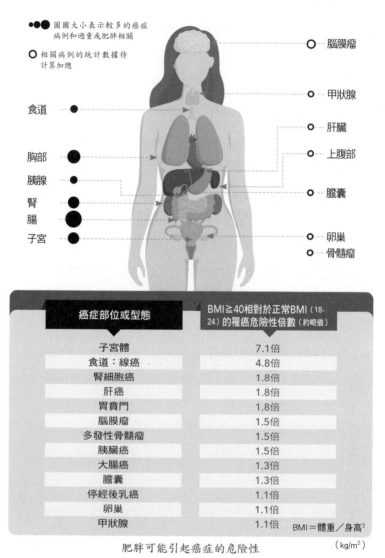

●●● 圖圈大小表示較多的癌症病例和過重或肥胖相關

◯ 相關病例的統計數據待計算加總

食道

胸部
胰腺
腎
腸
子宮

腦膜瘤

甲狀腺

肝臟

上腹部

膽囊

卵巢

骨髓瘤

癌症部位或型態	BMI≧40相對於正常BMI(18-24)的罹癌危險性倍數(約略值)
子宮體	7.1倍
食道:線癌	4.8倍
腎細胞癌	1.8倍
肝癌	1.8倍
胃賁門	1.8倍
腦膜瘤	1.5倍
多發性骨髓瘤	1.5倍
胰臟癌	1.5倍
大腸癌	1.3倍
膽囊	1.3倍
停經後乳癌	1.1倍
卵巢	1.1倍
甲狀腺	1.1倍

BMI=體重/身高²

(kg/m²)

肥胖可能引起癌症的危險性

資料來源:英國癌症研究基金會、衛生福利部國民健康署

名成年患者當中，148,494名有身高體重紀錄的新冠確診病患進行分析[2]。其中1.8%的患者體重過輕（BMI ＜ 18），28.3%過重，50.8%肥胖，可見只有20%不到的美國人體重是正常的。

若我們以BMI值為X軸，住院、進加護病房或死亡的機率風險為Y軸，則會形成J曲線關係。住院、進加護病房或死亡的最低風險分別落在BMI 24.2、25.9、23.7等數值。從圖形可以觀察到，隨著BMI升高，住院、進加護病房以及死亡的風險都跟著急遽增加。由此我們可以推論：肥胖增加了新冠病人的重症風險。（見下頁圖）

這樣的結果也在很多已發表的文獻中被驗證。根據綜合全球27項研究的一個文獻回顧所呈現的結果[3]，相較於正常體重者，肥胖者（BMI ≧ 30）的住院風險增加1.40-2.45倍、入加護病房的風險增加1.30-2.32倍、插管風險增加1.47-2.63倍。整體來說，肥胖增加了新冠感染後罹患重症的風險，包括死亡率增加，年輕族群尤其顯著。

值得注意的是，東西方人BMI值的肥胖標準有別。同樣的BMI值，亞洲人的死亡率就會比較高。（見下頁最下圖說明）

有些研究則顯示「中樞肥胖」可能與新冠感染重症率更有關聯性[4]。研究人員在疫情初期，以電腦斷層診斷肺部病變的病人，發現腹部內臟脂肪的面積（平方公分）在住院病

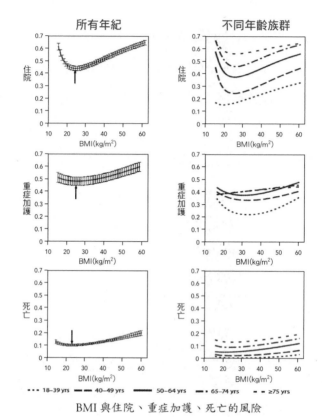

BMI 與住院、重症加護、死亡的風險

資料來源：Kompaniyets et al. Body Mass Index and Risk for COVID-19–Related Hospitalization, Intensive Care Unit Admission, Invasive Mechanical Ventilation, and Death — United States, March–December 2020. MMWR Morb Mortal Wkly Rep 2021;70:355–361.

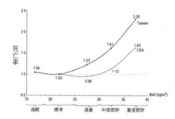

亞洲人與白種人 BMI 值與全死因死亡率之相對風險

資料來源：National Health Research Institutes，國家衛生研究院電子報第308期，Are Asians at greater mortality risks for being overweight than Caucasians? Redefining obesity for Asians.

人、加護病房病人、加護病房且插管病人的數值，分別為70.0、96.9、124.2；而腰圍（公分）則是 96.2、103.8、109.7。病況愈嚴重的人，內臟脂肪面積愈大，且腰圍愈粗。

為什麼呢？因為中樞肥胖反映的是內臟脂肪的多寡。內臟脂肪比皮下脂肪更具有代謝活性功能，也更具釋放發炎因子的能力，因此與代謝功能更相關。研究顯示，中樞肥胖會增加新冠重症比例，而令人擔心的是，台灣人的中樞肥胖率比以BMI為指標的肥胖率更高。

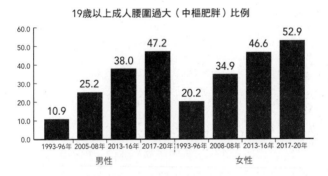

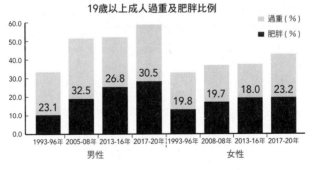

台灣人中樞肥胖及過重與肥胖的比例趨勢變化

肥胖與新冠重症密切相關，是基於什麼樣的機制？科學家推論，這很可能是多面向環環相扣的關聯性，包括造成心血管、呼吸、代謝、凝血等正常功能受損，導致免疫反應增強或失調，產生更多的病毒複製和更強的炎症免疫反應。或許肥胖也會影響新冠病毒的人類細胞受體ACE2的表現，進而影響病毒侵入細胞等等。

除此之外，科學家還發現，確診新冠的患者中，60%的肥胖族群咽喉含有較高病毒量，體重正常者則為38.9%[5]。肥胖者在感染新冠病毒後，咽喉病毒PCR轉陰性所需的時間也比較長[6]，意味者肥胖可能影響黏膜表皮或全身整體的免疫功能。

另一方面，科學家還發現新冠病毒的人類細胞受體ACE2可以表現在脂肪細胞，同時脂肪組織也可以被新冠病毒感染。這或許是另一個很好的解釋，並且可支持我們的論點。因為肥胖患者的脂肪組織會分泌促發炎細胞激素，且會出現線粒體功能障礙和對病毒感染的免疫反應受損，這些都會進一步促進細胞激素的形成，以至於即使是症狀輕微的新冠病例，康復進展也可能會相對緩慢。

這麼多的理論都是來自國外的研究資料，台灣人的新冠風險又是如何？我們可以從指揮中心每日所公布的重症與死亡的病例中，看到死亡者確實有高比例的人罹患慢性病、癌症等共病。雖然肥胖不列入公布項目，不過流行病學總是有

些方法來尋找答案。我們可以進一步探討各縣市整體的死亡率，是否與肥胖率相關，同時考量年紀的重要性。

　　我們一併分析截至2022年8月20日為止，台灣新冠的總死亡率是10萬分之41.27；而各縣市死亡率則從20.4到64.8不等，有相當大的弧度差異。這個統計資料顯示，死亡數值分布與各縣市的肥胖率及65歲以上人口比例，呈正相關。這也證實，肥胖在台灣是新冠的風險因子之一。我們必須更重視這個問題，雖然體重沒有列入新冠病人的健康指標。（此分析所使用的過重、肥胖百分比資料來自體育署運動調查2020報告。）

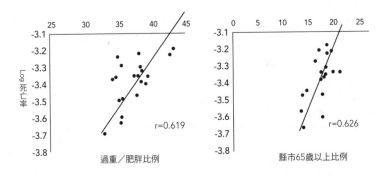

台灣各縣市死亡率與＞65歲人口比（%）、肥胖率（%）呈正相關

▌肥胖影響新冠疫苗反應

　　研究人員在疫苗接種門診[7]招募了124名嚴重肥胖（年

齡＞18歲，BMI ≧ 40）的疫苗接種者，與66名正常體重的對照組（年齡＞18歲，BMI 介於18.5-24.9）。嚴重肥胖的患者接受兩劑BNT或科興疫苗，血液中新冠病毒棘蛋白抗體濃度都明顯比體重正常的對照組低。

反觀若是先前感染過新冠病毒，再接種新冠病毒疫苗的部分參與者，血清抗體濃度在正常體重者與肥胖者之間則沒有差異。這可能是因為，不論是2003年的SARS，或是現今的新冠病毒感染後，抗體的反應與病情嚴重程度皆會呈正相關[8,9]，而肥胖者中重症居多時，所造成較高的抗體就彌補了原先反應不良的現象。

另一方面，BNT新冠病毒mRNA疫苗的測試，也特別在接種第一劑後，探討肥胖與抗體反應的關係[10]。研究發現，肥胖者確實有顯著較低的抗體反應，且年輕人比年長者的抗體反應高。若是控制了年齡這個因子，肥胖者的抗體仍然顯著較低。

這樣的結論也與義大利的研究結論相呼應[11]。不過這組研究是以中樞肥胖當作指標，研究人員發現有中樞肥胖、高血壓、抽菸習慣者，接種mRNA疫苗後所產生的抗體濃度較低。依據此研究結論，同一組研究人員再進行一個介入式研究[12]，測試肥胖者對疫苗反應不良的狀況，探討可從何加以改善。他們針對招募的21名疫苗接種者，在兩次mRNA疫苗接種前一週至一週後，給予低熱量、極低碳水化合物的飲

食指引，評估飲食的安全性和有效性，以及對抗新冠病毒的棘蛋白抗體效價，評估細胞免疫反應。

測試結果發現，患者體重減輕了約10%，代謝指數也隨著改善。不過中樞肥胖的改善，雖提升原本較差的抗體免疫反應，但未達統計意義。此外，隨著體重減輕，還同步提升了與細胞免疫相關的因子，如干擾素 γ-2的增加。同時血糖降低和較高的干擾素 γ-1之間也有相關性，而干擾素 γ 是疫苗免疫反應很重要的幫手。

結論是，肥胖者對新冠病毒mRNA疫苗反應較差的問題，因體重減輕和代謝改善，可能獲得改變，甚至逆轉。

▌我們需要以行動解決肥胖問題

肥胖是因為飲食攝取的能量超過活動所消耗的能量，長期累積而來的。不過肥胖的複雜病因不僅限於暴飲暴食和久坐不動的生活方式。這種疾病混合了遺傳、生理、心理、環境、政治和社會等因素所構成的複雜導因，如我們熟知的廉價、高熱量、富含脂肪的加工食品和勞動力需求下降的現代生活，已被公認為可能的環境因素，造成了人們易發胖的時代趨勢。

此外，常用藥物包括類固醇和一些抗憂鬱藥，以及內分泌干擾、睡眠不足和微生物群落多樣性等因素，都是與肥胖

相關的因子。甚至戒菸也是造成肥胖大流行的一個原因（但絕對不是呼籲大家不要戒菸），因為體重增加是戒菸常見的「副作用」，如不稍加控制，很容易就會變成肥胖族群。

　　導致肥胖的因素相當多元，通常難以互相抵消，比如說某些肥胖患者明明已經很努力控制飲食，還搭配運動，但體重不減反增，這很有可能就是病患本身除了飲食外，還有其他導致肥胖的因素，如服用抗憂鬱藥物。科學界對肥胖的研究已累積相當多知識，但這些知識對於肥胖問題日益嚴重的全球趨勢，顯然還未形成有效的影響力。

　　是否可以藉由歷經新冠疫情的威脅，而讓普羅大眾對肥胖有重新的認識與更深的理解，進而產生行動，這是對人類智慧的一大測試與考驗。所謂行動，必須包括個人、家庭、職場、社會、國家政策等整體大環境的改善，而且要從養成孩子的健康生活模式開始做起。[†] 否則現在的肥胖兒童族群，就是未來的肥胖成人。

---

† 可參見第 15 章《渥太華健康促進憲章》的五大行動方向。

參考資料

1. 2017-2020 國民營養健康狀況變遷調查／2016-2019 國民營養健康狀況變遷調查 。

2. Kompaniyets et al. Body Mass Index and Risk for COVID-19–Related Hospitalization, Intensive Care Unit Admission, Invasive Mechanical Ventilation, and Death—United States, March–December 2020. MMWR Morb Mortal Wkly Rep 2021;70:355-361.

3. Kristensen et al., Obesity augments the disease burden in COVID-19: Updated data from an umbrella review. Clin Obes. 2022 Jun;12(3):e12508.

4. Petersen et al. The role of visceral adiposity in the severity of COVID-19: Highlights from a unicenter cross-sectional pilot study in Germany. Metabolism. 2020 Sep;110:154317.

5. Maltezou et al. Association Between Upper Respiratory Tract Viral Load, Comorbidities, Disease Severity, and Outcome of Patients With SARS-CoV-2 Infection. J Infect Dis. 2021 Apr 8;223(7):1132-1138.

6. Zhang et al. Delayed SARS-CoV-2 Clearance in Patients with Obesity. Infect Drug Resist. 2021 Jul 22;14:2823-2827.

7. Kara et al..Antibody Response to SARS-CoV-2 Vaccines in People with Severe Obesity. Obes Surg. 2022 Jul 8:1-7.

8. Garcia-Beltran et al. COVID-19-neutralizing antibodies predict disease severity and survival. Cell. 2021 Jan 21;184(2):476-488.e11.

9. Ho M-S et al. Neutralizing antibody response and SARS severity, Taiwan. Emerg Infect Dis. 2005 Nov; 11(11): 1730-1737.

10. Pellini et al. Early Onset of SARS-COV-2 Antibodies after First Dose of BNT162b2: Correlation with Age, Gender and BMI. Vaccines (Basel). 2021 Jun 22;9(7):685.

11. Watanabe et al. Central obesity, smoking habit, and hypertension are associated with lower antibody titres in response to COVID-19 mRNA vaccine. Diabetes. Metab Res Rev. 2022 Jan;38(1):e3465.

12. Watanabe et al., Rapid Weight Loss, Central Obesity Improvement and Blood Glucose Reduction Are Associated with a Stronger Adaptive Immune Response Following COVID-19 mRNA Vaccine. Vaccines (Basel). 2022 Jan 5;10(1):79.

19 新冠疫情揪出人類長期的隱型殺手：空氣污染

有什麼比乾淨的好空氣更重要？
　　　——演員兼聯合國環境署親善大使唐‧奇鐸Don Cheadle

　　根據世界衛生組織的研究：全球每年有700萬人死於各種空氣污染；其中420萬人因室外的空氣污染而過早死亡；380萬人死於室內空氣污染。

　　面對空污這個人類健康的殺手，我們想方設法要杜絕它，買空氣清淨機、戴可以隔絕懸浮微粒的口罩……但我們可能都沒想到，對人體有極大危害的空氣污染，在新冠病毒大肆發威之際，竟然還身兼了「病毒小幫手」的角色。

▎空污是什麼？

　　人類賴以為生、不可或缺的空氣，居然摻雜了對我們健康不利的物質——這樣的認知，大約歷經了半世紀的研究，才逐漸在21世紀初成為公衛界的主流議題。

2015年5月的世衛大會上，通過了健康與環境的決議，敦促會員國和世衛加倍努力解決空氣污染對人類健康的危害。該決議算是第一次認可世衛針對空氣品質所提供的指引，確實有益於人類健康。

至今對空污的研究，主要以空氣中小於2.5或10微米的懸浮微粒（particulate matter）（簡稱PM2.5、PM10）、臭氧（O_3）、二氧化硫（SO_2）、二氧化氮（NO_2）和一氧化碳（CO）等六種物質當作指標。

除了這六種物質，空氣中還有其他有毒污染物，如戴奧辛、重金屬等等。這些污染物會共同存在於空氣中，要一一探索它們各自對健康的影響比較困難，尤其是長期暴露的問題。因此多數研究以這六種指標污染物做為探討對象。

那麼，現在的空氣污染到底有多嚴重？以世衛的標準，全球99%的人口都是居住在空氣品質不符合健康標準的環境中。身處空污的環境，我們的健康受到何等影響？科學家在疫情期間研究發現，新冠病毒的致病性與致死率，竟然與空污相關。

空污竟成了新冠病毒的好幫手？

空氣污染與新冠病毒的相關性，這個議題第一次出現在2020年3月中，義大利環境醫學學會提出空污可能的危害，

以做為警惕[1]。

該學會觀察到義大利南、北部受到新冠疫情影響的高度差異。北義無論在醫療、經濟都比南義地區好；南義大利的平均收入較低，生活方式和飲食習慣的南北差異也很大。而且，南義的大家庭經常同住於狹窄的空間裡，有些衛生條件頗差。照理說，醫療體系健全且經濟水平高的北義大利，受到疫情的衝擊應該較小。令人意外的是，北義地區的新冠死亡率卻出奇的高。

義大利的情況，顯示新冠死亡率有城鄉、工業區與農業區之差異。同樣的現象也在西班牙被觀察到。西班牙科學家試圖找出新冠的發病率和致死率，是否與PM10、二氧化氮、臭氧存在關聯性[2]。他們觀測西班牙加泰隆尼亞自治區塔拉戈納省，基本上可分成兩個屬性鮮明的區域：一個是重要的工業園區，一個是以務農為主的農耕區。根據既有資料，研究人員發現，工業區居民的新冠發病率和死亡率都高於農耕區。

回到義大利，一項義大利的研究[3]分析了2020年2月21日至3月11日，該國的新冠疫情重災區貝加莫省一個工業區的34個室外空氣PM10樣本。研究結果發現，**新冠病毒可能存在於室外的懸浮微粒，並在大氣穩定和高濃度懸浮微粒的條件下，可以與室外PM10形成集群，增強其在大氣中的持久性。**

　　新冠病毒可以與懸浮微粒形成集群，是個非常重要的研究成果，因為這意味著病毒可以透過空氣傳播。另一個研究則充分說明病毒藉由空氣懸浮微粒傳播的威脅性。

　　土耳其一項研究[4]，旨在調查環境懸浮微粒是否可做為病毒的潛在載體。研究人員在2020年5月13日到6月14日期間，從土耳其西部10個城市的13個地點，收集了不同大小範圍內的懸浮微粒樣本。在這些樣本中，新冠病毒檢測率最高的地點，包括了伊斯坦堡的醫院花園。而懸浮微粒的占比，則以PM2.5最高。由此顯示，在人口密度高的大都會區，醫院有較高的傳播風險。此研究結果證實新冠病毒可能透過懸浮微粒傳播，尤其是靠近感染熱點的地方。這也提供了病毒可透過空氣懸浮微粒感染人的理論基礎，尤其人多擁擠且空氣污染嚴重的地點，可能增加傳播性與感染率。

　　瑞士的一項研究[5]也證實，從2019年11月到2020年4月（屬於呼吸道病毒感染的冬季高峰期），在伯恩、盧加諾、蘇黎世所收集的空氣懸浮微粒樣本，檢測到14種病毒，包含A型流感病毒、冠狀病毒（HCoV-NL63、HCoV-HKU1和HCoV-229E）。甚至在伯恩和蘇黎世的PM10樣本中，以及伯恩的PM2.5樣本中，都檢測出新冠病毒，且濃度與當地新冠病例數呈正相關。根據分析，懸浮微粒中的新冠病毒和腸道病毒屬中度常見，其餘病毒僅以低濃度出現。

　　這些研究都證實了，空氣中高濃度的懸浮微粒（尤其

PM2.5和PM10），在適當的條件下，可以成為病毒在空氣中的載體。空氣中甚至提供含水分的顆粒，可使病毒維持更久的活性。

原本科學家僅是提出可能的警訊，卻也引發一系列的研究，提出更多證據，**顯示空污會影響新冠病毒對人類的危害，而且可能會助長感染率。**

從病毒學的角度，病毒確實可能有辦法存在於空氣中的懸浮微粒，但此類研究無法區分病毒的活性。畢竟病毒在被人類呼出的那瞬間，就算是在潮濕的空氣中，活性也會立即減少96%[6]。儘管我們難以得知病毒在空氣中的活性如何，此類研究的價值仍可應用於疫情嚴峻之際，對體弱、高風險族群提出警示，警惕他們非必要盡量少進出擁擠的公共場所，因為這些地方空氣中的病毒很有可能仍具有活性。

此外，這類研究也可以應用於公共空間的空氣監測，藉此瞭解冬季呼吸道感染的疫情走向，由其是在交通樞紐，如台北的捷運站，或許可以當作防疫指標或建議方針。

▎懸浮微粒可以對細胞及分子做什麼事？

懸浮微粒除了可能直接影響病毒的傳播性，同時有研究認為，懸浮微粒應該也會透過分子生物的影響，調控細胞的某些功能，導致細胞功能受損，或被新冠病毒感染時更容易

衍生重症。

確實，實驗室的細胞研究顯示[7]，懸浮微粒在血液中，可以透過調節白血球，影響血球跨血管內皮的遷移、細胞骨架和細胞黏附性相關基因的表現（詳細作用請參閱第20章的案例探討）。而這些生物現象，都與凝血、生長控制和免疫反應相關。這樣的分析也為懸浮微粒影響血管內膜失常、凝血障礙、糖尿病等病症，提供了說明。更讓我們知道，懸浮微粒的各種物理和化學性質，可能與慢性病或新冠病毒引起的細胞激素風暴、進而引發的重症相關。

不僅如此，實驗動物模式顯示[8]，暴露在PM2.5當中會引起肺損傷，並吸引更多的發炎細胞，導致發炎細胞激素分泌。甚至有些研究揭露，懸浮微粒可以使肺部細胞的病毒受體ACE2表現量更高[9]，推論可能與感染新冠病毒有關（不過感染了新冠病毒後，ACE2的表現量其實是減少的，且少了ACE2更會造成發炎的現象）。

透過這些研究，我們幾乎可以確認，懸浮微粒確實會透過分子生物的機制，調控細胞功能。

空污的長期影響，透過新冠病毒給人類一記重拳

義大利一項全國性觀察研究[10]指出，新冠的發病率與

PM2.5之間存在顯著的正相關。據歐盟統計局的紀錄，截至2021年6月1日的統計數據[11]，顯示新冠病毒的地區死亡率（確診死亡／10萬居民）在北義大利最高。光是義大利北部的四個地區，包含奧斯塔谷、倫巴底在內，就分別占了歐洲各地區死亡率的前段班名次（第1、3、5、7名）。（來源：JRC ECML，國家政府官方消息來源和歐盟統計局）

這個結果反映出北義地理位置的特性。北義位於歐洲山區，原本就會有空氣滯留的現象。該地區又是義大利半島通往歐洲其他國家陸上交通的樞紐，每年1至4月，空氣污染尤其嚴重。對應其他探究新冠病毒感染率與空污關聯性的研究，北義為何成為疫情重災區？答案呼之欲出。

在義大利或全球各地，接二連三有科學家探討空污與新冠病毒傳播率、重症及死亡之間的相關性。大多數研究人員均同意，空氣污染是新冠病毒的風險因子，不論是確診人數的增加，或重症與死亡率的增加都受其影響。

在中國，科學家針對包括武漢在內的49個城市，探討2020年初中國的新冠疫情[12]。在控制了每個城市的人均收入及人均病床數之後，結果顯示各個城市PM2.5與PM10在2020年1月15至2月29日期間的平均值，與新冠病毒感染的致死率（確診死亡／確診總數）呈正相關。雖然此研究僅以疫情期間的空氣品質為指標，但想必疫情期間空氣污染指數高的城市，長期空氣污染指數也比較高。無論如何，此研

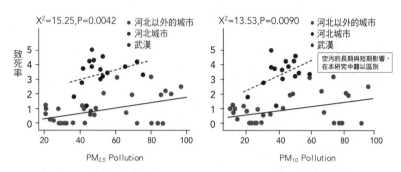

中國 PM 濃度平均值（2020.01.25-2020.02.29，新冠疫情期間）
數據已根據人均 GDP 和人均床位數調整

究數據依然可支持空污與新冠死亡的正相關。（見上圖）

接著我們看看荷蘭。荷蘭在2020年初的第一波疫情，
造成近6000人死亡。有鑑於2020年初歐洲初步的研究結
果，就證明了新冠與空污之間存在相關性。研究人員統計了
荷蘭355個城市的長期空氣污染暴露，與新冠疫情之間的關
係[13]。他們使用各城市詳細的行政數據（如距離附近大城市
多遠、平均收入、教育程度、肥胖比等多種因素），提出了
讓人信服的證據：空氣污染，尤其是PM2.5濃度與新冠確
診病例、住院率和死亡率之間，具有正相關。

該研究指出，在控制了各類可取得的變項後，空污仍然
是重要的因素。研究人員更藉此統計出一項數據：PM2.5濃
度每增加1 μg/m³，就會增加9.4人確診新冠病毒、3.0人住
院、2.3人死亡。

這樣的數據，可以從美國的一份報告[14]找到支持。這份

報告基於超過6000萬人的醫療保險數據，以郡為單位監測空氣品質。結果顯示，長期暴露於PM2.5的平均劑量，只要增加1 μg/m³，該郡新冠死亡率則顯著增加11%，且隨著更多數據的積累，新冠死亡率與PM2.5持續保持穩定的相關性。此研究也控制了其他可能影響因素，如新冠死亡的因子，包含人口密度、家庭收入、自有住宅的百分比、高中以下教育成年人口的百分比、年齡分布和黑人居民的百分比等等。順帶一提，黑人居民百分比是研究模型中新冠死亡率的重要預測因子。人種在此研究中之所以如此重要，是因為研究人員發現，黑人居民百分比每增加一個標準差（14.1%），該郡的新冠死亡率就會增加49%。雖然黑人居民與新冠死亡的關連性不在本書的討論範疇，但由此可見，本研究相當嚴謹，把各種變因通通考量進去。

德國的分析則發現長期吸入二氧化氮，是導致新冠重症的重要風險因子[15]。科學家以德國的郡為單位，計算出各郡污染物的濃度，包含二氧化氮、臭氧、PM2.5，發現二氧化氮平均濃度的高低，與確診患者對於醫院加護病房與呼吸器的需求呈正相關。顯示空污嚴重地區，中重症患者明顯較多。

至於二氧化氮是什麼呢？它是化石燃料燃燒後氮氣與氧氣結合的產物。大氣中的二氧化氮具有毒性，會刺激眼睛、鼻子、咽喉及呼吸道的黏膜，只要稍微吸到一點點，就會引

發咳嗽、呼吸急促、噁心想吐、眼睛痠痛，且對人體肺部有害，尤其是內皮細胞。內皮細胞在心臟和血管內部形成薄膜，一旦受損，會抑制氧氣從吸入的空氣中進入到血液。

空氣污染之於新冠疫情，已經有了許多地區性的研究，且證明其正相關。但這些研究都限於各個國家、地區。如果我們放大角度，從全球視角來看待空污對於新冠疫情的影響，又有什麼結果？

一項全球性的研究[16]，根據衛星數據描述了全球各個地區、國家對於懸浮微粒的暴露情況，並使用大氣化學模型計算了人為部分。至於空污對新冠死亡率的影響，則引用美國和中國所收集的流行病學數據加入分析。該研究的作者估算出，全球約15%新冠死亡率與懸浮微粒空污相關，細分之下，東亞為27%、歐洲19%、北美17%。導致全球空污嚴重的元凶，以化石燃料的使用居冠。

從全球的角度來看空污與新冠死亡率的影響，再次證明了兩者之間的相關性。但長遠來說，空污對人體造成的傷害，可能遠比新冠來得複雜與嚴重。

▍萬事互相效力所促成的慢性病，空污不缺席

全球每年有700萬人死於各種空氣污染。

這句話不是要嚇唬大家，是世衛在2020年提出的真真

實實的數據。多種慢性病，包括誘發心血管疾病的動脈高血壓、糖尿病、肥胖，以及已確定的冠狀動脈疾病、氣喘和慢性阻塞性肺病（COPD）等呼吸系統疾病，都已被認定為新冠重症的高風險因子，而這些疾病也都被認定會受空氣污染影響[17]。其中心血管疾病、中風、慢性阻塞性肺病、癌症等，更被世衛鎖定與空污相關[18]。

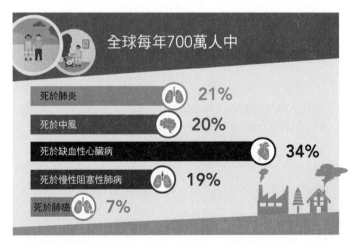

全球每年700萬人中

死於肺炎　21%

死於中風　20%

死於缺血性心臟病　34%

死於慢性阻塞性肺病　19%

死於肺癌　7%

空氣污染是人類健康的隱形殺手，上圖顯示戶外與室內空污與死亡的關係

根據一篇經典的全球性研究[19]報告指出，長期暴露在空氣品質差的環境下，尤其是PM2.5，是最重大的健康風險之一，也是造就全球許多地區超額死亡的原因。另兩篇全球性的研究[20、21]，顯示長期暴露於污染的空氣中，對於全球人口

早逝的影響，與傳染病、抽菸不相上下。

　　雖然以上兩個研究取決於不同參數與方法，且2015年估算出來與PM2.5相關的死亡數字，有890萬到420萬的巨大差異。但無論如何都顯示空污是21世紀不容忽視的人類健康殺手。

　　至於短時間內暴露在較高劑量的空氣污染物下與呼吸道疾病的相關性，從2003年荷蘭的一項研究可略知一二。荷蘭科學家研究每日空氣污染指數是否對心臟、血管、呼吸道造成直接影響[22]。他們從急診室就醫的趨勢，觀察到環境中空氣懸浮微粒增加後，接下來六天內，到急診室就醫的病人明顯增加（見下表），以慢性氣管阻塞的就診病患為例，和去年同期相比增加了4.9至6.1倍。

增加污染物 10（$\mu g/m^3$）	急診增加的就診病人（風險比）★				
	暴露後（天）	心臟血管疾病（風險比）	肺部疾病（風險比）	肺炎（風險比）	慢性氣管阻塞（風險比）
PM 2.5	0–6	1.7	4.2	5.3	6.1
PM 10	0–6	1.4	3.5	4.4	4.9

★ 因呼吸道疾病的季節性，上升百分比數值是相較於往年的同一季節

　　也就是說，除了長期暴露在空氣污染物之中會對健康產生不良影響，短時間內暴露在高濃度的污染空氣中，也會對呼吸功能產生急性壓迫影響。如此的影響，對原本既有慢性

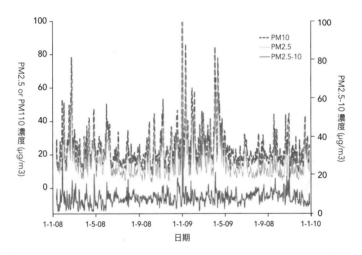

研究期間，空污指數有顯著起伏，針對突然暴增的污染暴露，往後的六天內，因呼吸道及心臟血管疾病而至急診就醫的人數，呈現有意義的增加

資料來源：Janssen et al. Short-term effects of PM2.5, PM10 and PM2.5-10 on daily mortality in The Netherlands. Sci Total Environ. 2013 Oct 1;463-464:20-6

呼吸道疾病患者的換氣功能威脅就更大了。同時也可解釋，為何空污會導致新冠重症與死亡。

人類為何把空氣弄得如此糟糕？是時候好好省思！

工廠排放廢氣、大量使用化石燃料、焚燒廢棄物、噴髮膠或是油漆，這些都是我們耳熟能詳的空氣污染源。而其中

化石燃料的使用，更是全球暖化的首要元凶，也是導致氣候變遷與空污的惡性循環的禍首。研究還告訴我們，氣候變遷所造成的森林野火，也會大幅升高室外PM2.5和一氧化碳的濃度，且會提高新冠確診率和死亡率。不僅如此，野火的煙霧與新冠的重症率和死亡率有顯著相關性[23]。其他與新冠發病率和死亡率更相關的空污暴露風險，還包括薰香、殺蟲劑、重金屬、灰塵或沙塵、有毒廢物場地和火山活動產生的物質。

空氣污染物增加感染新冠機率的確切機制，目前我們尚未完全釐清，但已有一些分子生物及細胞機制可以依循。而流行病學的資料，更是無庸置疑提供人類無法辯駁的相關性證據。

兩年多的新冠疫情導致全球近700萬人死亡，但長久以來，全球每年都有700萬人因空污而早逝，人類何時才會為空污的威脅感到緊張，積極採取因應行動？

參考資料

1. Società Italiana di Medicina Ambientale, SIMA 的立場文稿中，Martelletti, et al., Air Pollution and the Novel Covid-19 Disease: a Putative Disease Risk Factor. SN Comprehensive Clinical Medicine (2020) 2:383-387.

2. Marquès, et al. Effects of air pollution on the potential transmission and mortality of COVID-19: A preliminary case-study in Tarragona Province (Catalonia, Spain). Environ Res. 2021 Jan;192:110315.

3. Setti, et al. Potential role of particulate matter in the spreading of COVID-19 in Northern Italy: first observational study based on initial epidemic diffusion. BMJ Open, 10 (2020), Article e039338.

4. Kayalar, et al., Existence of SARS-CoV-2 RNA on ambient particulate matter samples: a nationwide study in Turkey Sci. Total Environ., 789 (2021), p.147976.

5. Tao Y, Zhang X, Qiu G, Spillmann M, Ji Z, Wang J. SARS-CoV-2 and other airborne respiratory viruses in outdoor aerosols in three Swiss cities before and during the first wave of the COVID-19 pandemic. Environ Int. 2022 Jun;164:107266.

6. Löndahl J, Alsved M. Abrupt decreases in infectivity of SARS-CoV-2 in aerosols. Proc Natl Acad Sci U S A. 2022 Jul 19;119(29):e2208742119.

7. Mescoli, et al. The Secretive Liaison of Particulate Matter and SARS-CoV-2. A Hypothesis and Theory Investigation. Front Genet. 2020 Nov 9;11:579964.

8. Jia, et al. PM2.5-induced pulmonary inflammation via activating of the NLRP3/caspase-1 signaling pathway. Environ Toxicol. 2021 Mar;36(3):298-307.

9. Paital, et al. Air pollution by NO2 and PM2.5 explains COVID-19 infection severity by overexpression of angiotensin-converting enzyme 2 in respiratory cells: a review. Environ Chem Lett. 2021;19(1):25-42.

10. Fiasca F, Minelli M, Maio D, et al. Associations between COVID-19 incidence rates and the exposure to PM2.5 and NO2: a Nationwide Observational Study in Italy. Int J Environ Res Public Health. 2020; 17(24): 9318.

11. https://covid-statistics.jrc.ec.europa.eu/

12. Yao et al., Association of particulate matter pollution and case fatality rate of COVID-19 in 49 Chinese cities. Sci Total Environ. 2020 Nov 1;741:140396.

13. Cole. et al. Air Pollution Exposure and Covid-19 in Dutch Municipalities. Environ Resour Econ (Dordr). 2020;76(4):581-610.

14. Wu. et al. Air pollution and COVID-19 mortality in the United States: Strengths

and limitations of an ecological regression analysis. Sci Adv. 2020 Nov 4;6(45):eabd4049.

15. Koch, et al. Air quality in Germany as a contributing factor to morbidity from COVID-19. Environ Res. 2022 Jul 13;214(Pt 2):113896.

16. Pozzer, et al. Regional and global contributions of air pollution to risk of death from COVID-19. Cardiovasc Res. 2020; 116(14): 2247- 2253.

17. Williamson, et al. Factors associated with COVID-19-related death using OpenSAFELY. Nature 2020; 84:430-436.

18. Air-Pollution-and-NCDs.pdf 世衛歐洲區慢性病與空污 2019 高峰會議。

19. Cohan, et al., Estimates and 25-year trends of the global burden of disease attributable to ambient air pollution: an analysis of data from the Global Burden of Diseases Study 2015. *Lancet* 2017;389:1907-1918

20. Burnett, et al., Global estimates of mortality associated with long-term exposure to outdoor fine particulate matter. Proc Natl Acad Sci USA 2018; 115: 9592-9597.

21. Lelieveld, et al., Comparison of mortality from ambient air pollution with other risk factors: a worldwide perspective. Cardiov Res 2020;doi: 10.1093/cvr/cvaa025.

22. Janssen et al. Short-term effects of PM2.5, PM10 and PM2.5-10 on daily mortality in The Netherlands. Sci Total Environ. 2013 Oct 1;463-464:20-6.

23. Curtis L. PM2.5, NO2, wildfires, and other environmental exposures are linked to higher Covid 19 incidence, severity, and death rates. Environ Sci Pollut Res Int. 2021 Oct;28(39):54429-54447.

20 正面交鋒新冠高風險因子：
年齡

我們無法透過創造問題時所使用的同一種思維，來解決問題。

——愛因斯坦

　　此年齡，非彼年齡。我們這裡要談的是「生理年齡」，而非「歲數年齡」。

　　不論是隨興地問：「你幾歲了？」或是優雅地問：「今年貴庚？」只要涉及年齡，在當代多數文化中，都被視為不合社交禮儀的話題。

　　但話說回來，螢幕上那位90歲的體操阿嬤似乎不介意，斗大標題就是：90歲體操皇后。而那位80好幾的健美冠軍，有好幾年的時間，她都被稱呼是最年長的健美小姐。

　　「90歲也能環島？」這標題是台灣媒體用來介紹那位騎單車環島的高齡阿公。

　　談論年齡不是禁忌，是以上三個故事的共通點。是什麼讓他們很不一樣？

　　我們可以從科學的角度歸納如下：當生理年齡（biological

age）顛覆了歲數年齡可能對人體功能造成的限制時，所謂的年紀，就不再是現代人心中的痛點或禁忌話題了。

什麼是生理年齡？這個問題有點複雜，我們可以從認識新冠重症與死亡病例的研究出發，試著將這個問題簡單化。

人老，健康不老

新冠病毒對人類族群影響最大的就是年長者。所以許多防疫政策的訂定，如疫苗施打的優先順序、藥物供應的優先順序等，都以年齡為重要考量。這是很合理的政策。

不過在疫情高峰，醫療資源不足之際，也會有另一種考量與壓力：是否將醫療資源讓給年輕的感染者優先使用？

這種思維等同以高齡歲數當作合理臨床判斷的基礎，進而否定依據年紀做資源分配的需求[1]，在各國遭到不少質疑。當我們以利益最大化做為考量標準，是要挽救最多個人生命？抑或優先考慮治療後可能存活最久的患者？如此一來，年輕人可能會比年長者更有優勢？可是當我們攤開數據，全球有大量80歲以上的活躍長者（通常無殘疾），其預期剩餘壽命可以高達九年呢！[2]

為什麼我們對高齡有以上這些相互矛盾的作為與反應？主要是因為高齡本身所代表的每一個個體之間，呈現極度不均質的特性。同樣年長的人，有人感染新冠病毒後只出現輕

微的症狀，就像小孩一樣；有人卻需要住進加護病房，符合大眾印象中體弱老人的形象。

「這些差異也可能是感染時的病毒攝取量所造成的。」有些人可能會這麼解讀。

真的是這樣嗎？

換個場景來看看。幾位高中同班同學畢業後，工作多年好不容易退休了，昔日同窗約好相聚，但有人已臥床無法自理生活，更遑論赴約；有人卻還在打橄欖球，神清氣爽地露面。

光是從身邊的人就可以看到，即使同樣年紀，但某些人確實擁有較年輕的生理年齡，且有可能遠遠少於其真實的歲數年齡。

▍生理年齡老化，是新冠死亡高風險因子

那麼，生理年齡有什麼指標可以量化與形容？老化這個議題，現階段雖已是一個生根萌芽、快速成長的科學，但還沒有一致的定論說明如何估算生理年齡。我們常聽到的生理年齡，大多是簡單利用健康檢查常見的數據，將這類醫學大數據帶入系統推論出來的。

生理年齡與新冠疫情有何關聯？疫情初發之際，最令人印象深刻的是，兒童也會被感染，但幾乎不會表現出症狀。

反觀重症率與致死率，則是隨年齡增加而倍增。中國最早的疫情資料[3]與後來許多研究，都顯示年齡是感染新冠病毒後，引發急性呼吸窘迫症候群（ARDS）和多重器官衰竭最主要的風險因子。雖然老年人可能患有共病的比例較高，包括心血管疾病、糖尿病、慢性阻塞性肺病、慢性腎病、癌症等等，確實這些共病也是罹患重症的風險，但高齡本身仍然是死亡最大的單一風險因子[4]。

　　一項針對12個國家、55家醫院的5,711名新冠確診病患的分析研究[5]發現，年齡和虛弱（frail）各自都會增加死亡風險。此外，死亡的風險也會因高發炎指數（CRP）腎臟病及癌症而變得更高。

　　關於新冠重症與死亡的風險因子，類似以上針對病人與疾病探討的文獻，不勝枚舉。而歸納所有來自各國人種的研

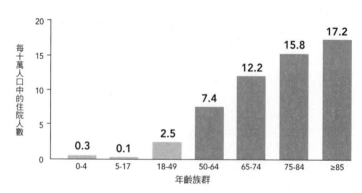

美國新冠確診年齡組住院人數／每10萬人口
2020 年 3 月 1-30 日

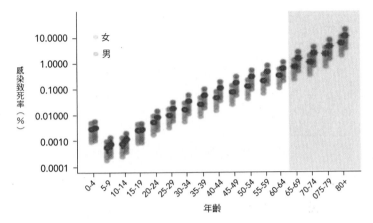

2020 年新冠致死率，來自 45 個國家的資料

資料來源：O'Driscoll, et al. Age-specific mortality and immunity patterns of SARS-CoV-2. Nature 590, 140-145（2021）.

究，包含常見的共病影響死亡風險的分析，我們可以簡化出一個結論：「老化，或老化相關疾病，造就了新冠病毒致死的威力。」相對於高齡者，孩童的低重症與死亡風險，更形成強烈對比。

因此，新冠疫情所帶來的衝擊，也激發了近年來系統生物學（system biology）對人類老化過程的研究與討論。針對新冠病理的瞭解，免疫老化（immunosenescence）也成為討論重點。

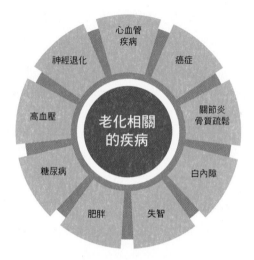

老化相關疾病提高新冠病毒的致死率

老化是新冠高風險的證據

傳統西方醫學是以特定疾病為軸心，一一剖析並治療。但到了21世紀，這樣的邏輯受到考驗。隨著高齡人口的數量急速上升，緊接著就是應接不暇的病患人數。這些高齡者，每一個都是多種慢性疾病專科門診的病人，他們幾乎每週要去至少一個門診看病。依台灣國健署的資料顯示，65歲以上的國人，有一半以上至少身負三種慢性病。

科學家們設想，若減緩老化過程，也就是降低生理年齡，是否就可以大幅減少人體老化相關的慢性病？這種新的思維，牽動了一系列老化議題的研究。這些研究，包括以多

種生命週期較短的動物，建立加速或減緩老化過程的動物模式，繼而解析老化過程中相互作用的分子和生理過程，以做為瞭解老化的生物學基礎。

如下圖所示，我們發現，人類慢性疾病的發病歷程，有其老化的病理基礎，且過程為期甚長。這個過程涵蓋了多個老化標誌（hallmarks of aging），包含從老化原始損傷的起始（原始標誌）；到企圖抗衡原始損傷所產生的必要反應，儘管此反應未能有效修護原始傷害（抗衡標誌）；再到顯示疾病表徵的罪魁表徵指標（綜合式的細胞老化標誌）[6]。

老化標誌

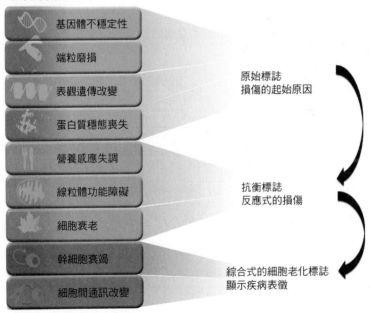

資料來源：López-Otín et al. The hallmarks of aging. Cell. 2013 Jun 6;153(6): 1194-217.

　　當代醫學都是在明顯的疾病表徵出現之後，再以此做為診斷標的。這樣的醫療體制，變成只能治療疾病，而無法有任何初級預防疾病的作為。

　　若我們仔細觀察新冠病毒的感染者，會發現他們的淋巴細胞常呈現耗竭的狀態，而淋巴細胞數也會因年齡的增長而減少，主要是因為新淋巴細胞的增生能力減退，且記憶細胞的功能也下降所致。這種免疫細胞自我更新能力的降低，是免疫衰老的一環，也可能促成新冠感染的致病性。尤其臨床資料顯示，病患入院時血液中的淋巴細胞減少，也是重症與死亡的風險因子。

　　另一個新冠重症的指標，是感染而引發的急性呼吸窘迫症候群。也就是血管的內皮細胞受損，整體破壞了血管與肺泡之間的換氣功能。血管內皮功能失調與年齡息息相關，且常常與血管收縮／舒張的失調同時發生，亦顯示血壓問題與心血管疾病都是老人好發的疾病。

　　此外，老化常反應出身體有系統性的低度發炎現象，所以在感染新冠病毒期間，很容易在早期產生過量的反應性促發炎細胞因子，導致所謂細胞激素風暴（cytokine storm），並在高激素細胞因子濃度有增無減時，造成血管通透性過高、多重器官衰竭，且增加死亡風險。

　　我們也觀察到，重症新冠患者的器官若有明顯病毒感染，則器官中的小血管常見血栓形成。重症者的低血氧症也

可能與活性氧（ROS）生成增加相關。因為過高的活性氧，會對細胞造成直接傷害而導致細胞凋零。且細胞愈是老化，對活性氧化的傷害耐受性就愈低。

上述多方面的新冠臨床資訊都意味著，新冠病毒較高的致死率／較高死亡率與人體老化呈相關性。這些資訊可能提供醫療介入的機會，只是現階段我們在此方面的研究仍未成熟到可即時使用。

案例探討：生活中有多少加速老化的因子？

既然老化的血管內膜功能失調，是新冠重症嚴重呼吸道症候群的風險，也是致病機制，我們來看看生活中，有什麼與血管內膜功能失調有關的促成因子。

最顯著的例子就是空氣中的PM2.5。研究人員以一種具有心血管疾病低風險基因（不是ApoE4基因型）的小鼠做實驗，觀察PM2.5如何影響血管功能[7]。研究人員給予PM2.5（4毫克／公斤）之後，在24小時之內的數個時間點，觀察小鼠血管細胞如何反應。

他們發現一氧化氮（NO）在吸入PM2.5後被誘導產生（是透過誘導型的一氧化氮生成酶iNOS，不是血管壁一氧化氮生成酶eNOS），因而導致小鼠血液中的一氧化氮增加。緊接著一系列促發炎的因子也跟著增

加。無論是一氧化氮增加，或促發炎因子增加，都是血管內膜功能失調的標記。可見空氣中PM2.5突然增加，光是短暫暴露，就可以快速對肺部及血管造成不良影響。

現在我們先理解一氧化氮之於人體的關係。一氧化氮是一種強大的血管舒張和抗炎信號分子，也是維持血管穩態的重要因子。血管內膜細胞所產生的一氧化氮就是維持平衡的關鍵調節劑，因此內皮功能障礙被定義為一氧化氮產生能力降低，和一氧化氮敏感性降低的表徵。如果誘導性一氧化氮增加，會更容易導致血管內穩態失衡，從而造成促發炎和順應性較差的血管壁，這可能會造成血栓的風險。

回到PM2.5對人體的影響。若是接二連三給予偶發性的PM2.5暴露，則會增加內皮細胞的凋亡。而血管內皮功能障礙，會發生在人體衰老的過程中，伴隨血管擴張劑與內皮產生的血管收縮物質失衡。內皮功能障礙是許多病理過程的核心，也是血管老化的關鍵過程。

與衰老相關的內皮功能失調的分子機制很複雜，而血管的衰老過程中，導致血管鬆弛、受損，要歸因於血管內皮所表達的一氧化氮隨年紀增長而減少[8]（內膜一氧化氮成合酶eNOS活性下降）；相反的，誘導型的一氧化氮成合酶（iNOS）則增加。如此反應，加強了氧化效應對血管的不良影響。這些機制都可解釋為何流行

病學的研究觀察，強調老年人特別容易受到PM2.5所引發的心血管不良影響[9]。

減緩生理年齡的老化是可能的

新冠疫情像是給人類一記當頭棒喝，在當前如此老化的人口結構中，若是再不由慢性病的核心問題，從預防醫學的觀點，來減緩老化、增長每人的「健康餘命」（Healthy Life）、優化我們的醫療體系，反而持續以疾病為核心建構以治病為主的醫療體系，最後醫療資源將會無法負荷這些排山倒海而至的老年人口與老化疾病，導致醫療品質持續下滑。最終結果就是，人類壽命不一定會更短，但人類不健康的剩餘年數會持續增加。

除了正視隨著人口老化而來的醫療系統改造議題，近年來的研究從更多元的角度切入，試圖延長人類的健康餘命。這就是國人喜歡說的「健康老化」。健康老化從什麼時候開始？當然是從年經，甚至是從小開始更好。因為好的生活模式，愈早養成愈好。在歐美各國已經有一門臨床專科叫做「生活模式醫學」，是以實證醫學從事預防與治療與人類行為／生活方式相關的疾病。他們從六大方向著手，包括營養、運動、紓壓、睡眠、人際關係、菸酒控制，專注於預防

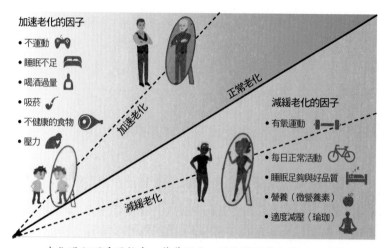

老化過程可透過飲食、營養補充、運動習慣等方式加以改變

資料來源：Haupt S, Niedrist T, Sourij H, Schwarzinger S, Moser O. The Impact of Exercise on Telomere Length, DNA Methylation and Metabolic Footprints. Cells. 2022 Jan 4;11（1）:153.

保健和自我保健，研究、預防和治療由生活方式因素和可預防的死亡原因引起的疾病，這些努力都會讓老化延緩發生。

　　以上的臨床基礎，是基於衰老過程某種程度是可透過營養補給、運動、遺傳學和藥物等方式加以干預，並證實可以在實驗動物模式中，看到健康和壽命延長。這些研究清楚顯示，雖然壽命不一定會更長，但生物老化速度是可以減緩的。這個概念的關鍵，在於老年疾病是老化過程的末期表徵，如我們前面提到的，**疾病出現前，會歷經一段長時間的進程，而這個過程會表現出多處可被我們引導改變的機會點，如飲食調整、營養補充、運動習慣的建立。透過有氧運**

動、每日正常活動、充足且好品質的睡眠，以及補充完整營養與減壓，都可幫助我們降低疾病出現的機率、取得更健康的壽命。也可以透過篩檢發病前的生物標誌，進行標靶的修護或調適，意即在還未出現疾病症狀前，我們都有機會做出改變。

老化／老人科學（gereontology）研究的不只是老人，而是著重在瞭解老化的過程，甚至企圖找出延緩老化的對策。這門科學已有一段悠長的歷史，更是現代醫學的研究重點，如美國國家衛生院成立了GeroScience Interest Group（GSIG）進行多種研究，期望透過跨界專長探索如何減緩老化速度，延長健康壽命。

參考資料

1. Rosenbaum L. Facing Covid-19 in Italy - Ethics, Logistics, and Therapeutics on the Epidemic's Front Line. N Engl J Med. 2020 May 14;382(20):1873-1875.

2. https://www.ssa.gov/oact/STATS/table4c6.html

3. Wu et al. Risk Factors Associated With Acute Respiratory Distress Syndrome and Death in Patients With Coronavirus Disease 2019 Pneumonia in Wuhan, China. JAMA Intern Med. 2020 Jul 1;180(7):934-943.

4. Ho et al. Is older age associated with COVID-19 mortality in the absence of other risk factors? General population cohort study of 470,034 participants. PLoS One. 2020 Nov 5;15(11):e0241824.

5. Geriatric Medicine Research Collaborative; Covid Collaborative, Welch C. Age and frailty are independently associated with increased COVID-19 mortality and increased care needs in survivors: results of an international multi-centre study.

Age Ageing. 2021 May 5;50(3):617-630.

6. López-Otín et al. The hallmarks of aging. Cell. 2013 Jun 6;153(6):1194-217.

7. Long, et al., PM2.5 exposure induces vascular dysfunction via NO generated by iNOS in lung of ApoE-/- mouse. Int J Biol Sci. 2020 Jan 1;16(1):49-60.

8. Cau, et al. Differential modulation of nitric oxide synthases in aging: therapeutic opportunities. Front Physiol. 2012 Jun 25;3:218.

9. Wang, et al. PM2.5 and Cardiovascular Diseases in the Elderly: An Overview. Int J Environ Res Public Health. 2015 Jul 16;12(7):8187-97.

曲終
疫後新世界

　　歷經兩年多的新冠疫情，人類終於邁向戰役的終點。

　　過程中，全球有上百萬性命殞損，數千萬人遭遇重症生死關頭。若是聚焦人類為新冠病毒所付出的健康與生命的代價，很容易會下結論說：這是「物競天擇，適者生存」的實踐版。若是這麼想，那就被誤導了。達爾文的進化論，指的是自然界基因的選殖與淘汰。而這場新冠疫情，從殺手病毒的出現，到高風險族群的高死亡率，無一不是人為所致。

　　更貼切地說：這場疫情比較像是顯影劑，顯現出的都是長期被人類疏忽的敗壞。也就是那些關乎環境與人類健康的敗壞，都成了新冠病毒危害人類生命的「幫手」。除了基因，新冠重症死亡的風險因子，都與人類的行為、生活模式息息相關。

　　首先是人類無限擴充的活動地域需求，接著是無可避免的自然生態破壞，這是引出新興病毒的主因。而全球人口日

因 人類社會長期的發展趨勢	果 疫情的危害
・人類無限擴充的活動地域需求 ・無可避免的自然生態破壞	提升新興病毒跨宿主感染的風險
・全球人口日益趨向大都會的居住模式 ・全球化的交通運輸 ・普及的醫療體系（醫療院所是感染熱區）	增加新興病原爆發性的快速傳播
・更多以非勞動為職業的就業取向 ・方便且便宜的加工食品全球性的擴展 ・仰賴動力車輛的交通生活型態 ・更高比例肥胖及其相關的慢性病族群 ・人口老化	造就了疫情期間所呈現的重症與死亡的高風險族群

益趨向大都會的居住模式，以及全球化的交通運輸，都有助於新興病原爆發性的快速傳播。人類社會長期的發展趨勢，更多非勞動為職業的就業取向、更多方便且便宜的加工食品等生活型態，加上更高比例肥胖及其相關的慢性病族群，就造成了疫情期間所呈現的健康風險族群。看看下表國家層次的分析[1]。這些高所得國家的高新冠死亡率，曾經令人不解；但若仔細分析，會發現高所得國家的過重／肥胖率也較高。各國新冠發病率及死亡率，與國內生產毛額（GDP）、過重／肥胖率、慢性病死亡率等呈正相關。

如果我們毫無作為，這樣的狀況只會愈來愈糟，除非我們刻意做出改變。

現在，我們看見防治感染症與慢性病的交集，就是兩者都需要一個健康的生活模式。科學家還未有機會仔細數算，

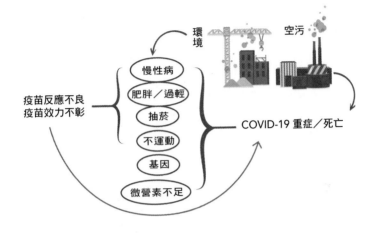

少了這些人類自己提供的新冠「幫手」，新冠疫情的死亡數字可以減少多少。也就是說，假如可以：

- 有更多人過著健康飲食與定期運動的生活模式；
- 少一些長期營養不良與缺乏必要營養素的人；
- 少一些肥胖與隱形中樞肥胖者；
- 讓空氣中的污染物減少一點；
- 讓健康老化人口的比例多一點。

新冠發病率與以下指標呈正相關	新冠死亡率與以下指標呈正相關	國內生產毛額與以下指標呈正相關
國內生產毛額（r = 0.517） 過重（r = 0.54） 肥胖（r = 0.528） 慢性病死亡率（r = 0.537）	國內生產毛額（r = 0.344） 過重（r = 0.514） 肥胖（r = 0.489） 慢性病死亡率（r = 0.611）	過重（r = 0.507） 肥胖（r = 0.523） 慢性病死亡率（r = 0.35） 完全接種疫苗人口比（r = 0.754）

　　當以上的每一個「假如」，都成為「實際」，那就是扭轉乾坤之時。本書最後篇章所提供的諸多科學證據，就是要探索如何讓疫情的終點，變成一個「過去」與「未來」有意義的介面時點。當我們迎接疫情終結的曙光之際，讓那終點，成為新的起點。

　　當然，我們很清楚這些改變不僅關乎個人意願，若沒有社會，甚至國家整體的配合與支撐，執行起來將會困難重重。舉例來說，對某些族群而言，健康的食物不是價錢太貴，就是商店太遠，而這一族群也最有可能是那些便宜加工食品的受害者；或是那龐大機車族，每日在外直接呼吸成千上萬燃油車的廢氣。

　　所以，無論如何，我們還是得回歸《渥太華健康促進憲章》五大行動綱領的脈絡。從個人、社會、國家各個層面，持續更新與加強。讓我們一步步將過去那些「敗壞」，轉化為更健康的「契機」。

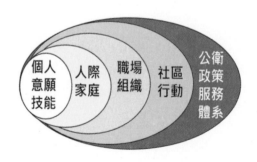

參考資料

1. Oshakbayev, et al. Association between COVID-19 morbidity, mortality, and gross domestic product, overweight/ obesity, non-communicable diseases, vaccination rate: A cross-sectional study. J Infect Public Health. 2022 Feb;15(2):255-260.

後記

　　我寫，不是要寫下最終定論，而是要激發更多探討、智慧與關懷。

　　這本書收集了過去兩年來，科學界對新冠病毒、疫情、疫苗、免疫反應的研究成果，再加上病毒傳染病學、流行病學、公衛專業的解讀，以科普的方式呈現。這不是新冠的百科全書，而是記錄人類歷經疫情的防疫過程，如何增長知識，讓知識成為防疫最有效的後盾。同時，也記錄下人類史上非常獨特的一段經歷。

　　這是一本以中文著述的原創作品，用這片土地上多數人使用的語言，也是我自己的語言，寫的一本書。如此做，本是天經地義的事，有何稀奇？

　　書中所引用的資料，都是來自世界各地科學家的研究成果，每一片段知識的取得，都難免是建構在多人染疫、生病，甚至死亡的基礎上。科學界並沒有讓這些生命的殞落，成為煙消雲散的枉然，而是努力觀察、分析並歸納出階段性

的結論。讓每一個損失，都可以成為幫助預防下一個損失的利器。這些累積的知識，成為我們台灣人走在疫情末端的領航燈。

台灣人對新冠疫情的集體記憶，與世界諸國可能不盡相同。我們少了那份集體模式的柔腸寸斷氛圍。那需要警力執行的封鎖令、用於收置病人的戶外帳篷、成千上萬新挖的墳……對身處在這片土地上的我們，顯得無比遙遠，不切實際。

但我們也有我們的焦慮，像是害怕選錯疫苗，導致我們不斷猶豫該打哪個疫苗比較好？或是全世界都解封開放了，我們什麼時候可以出國旅行？又或者，你很可能還是不滿意疫苗或藥物的效益，心想為何不能更好一點？

這些社會氛圍，掩飾了我們的感恩之心。

在這本書中，希望你感受到，每一片段的知識，都是如此一絲一絲的累積。也希望你看見，一路走來，科學與公衛界真的努力過了。而又是何等福分，在疫苗出現之前，我們可以身處在台灣這個超大的防疫泡泡裡。此刻，或許有更多的感恩之心，會有更多的幸福之感。

何美鄉，2022.09.07，於南港

致謝

特別感謝玳妮與艾格，有了他們兩位的對話及靈感衝擊，持續的督促、鼓勵與校稿，才有這本書最後的樣貌。也要感謝國內外媒體朋友在疫情期間，再接再厲的提問，讓我看見大眾的需求，同時也給了我方向，來填補族群間知識不對等的差異。還有我中研院的同仁，他們對我一貫無條件的支持，無論是在實務或精神面。

明天的發生為何，就看我們今天做了什麼。

——共勉之

國家圖書館出版品預行編目資料

從一個沒有名字的病開始：新冠疫情，人類的奇幻之旅，終結與再出發
/何美鄉 著.
-- 初版. -- 臺北市：商周出版：家庭傳媒城邦分公司發行, 2022.10
面： 公分
ISBN 978-626-318-408-4（平裝）
1.CST：嚴重特殊傳染性肺炎 2.CST：傳染性疾病防制
412.471   111013066

從一個沒有名字的病開始

作　　　者／何美鄉
責 任 編 輯／陳玳妮
版　　　權／林易萱

行 銷 業 務／周丹蘋、賴正祐
總　編　輯／楊如玉
總　經　理／彭之琬
事業群總經理／黃淑貞
發　行　人／何飛鵬
法 律 顧 問／元禾法律事務所　王子文律師
出　　　版／商周出版
　　　　　　城邦文化事業股份有限公司
　　　　　　臺北市中山區民生東路二段 141 號 9 樓
　　　　　　電話：(02) 2500-7008　傳真：(02) 2500-7759
　　　　　　Blog：http://bwp25007008.pixnet.net/blog
　　　　　　E-mail：bwp.service@cite.com.tw
發　　　行／英屬蓋曼群島商家庭傳媒股份有限公司城邦分公司
　　　　　　臺北市中山區民生東路二段 141 號 2 樓
　　　　　　書虫客服服務專線：(02) 2500-7718、(02) 2500-7719
　　　　　　服務時間：週一至週五上午09:30-12:00；下午13:30-17:00
　　　　　　24 小時傳真專線：(02) 2500-1990、(02) 2500-1991
　　　　　　劃撥帳號：19863813；戶名：書虫股份有限公司
　　　　　　讀者服務信箱：service@readingclub.com.tw
　　　　　　城邦讀書花園：www.cite.com.tw
香港發行所／城邦（香港）出版集團有限公司
　　　　　　香港灣仔駱克道193號東超商業中心1樓
　　　　　　E-mail：hkcite@biznetvigator.com
　　　　　　電話：(852)2508-6231　傳真：(852) 2578-9337
馬新發行所／城邦（馬新）出版集團【Cité (M) Sdn. Bhd.】
　　　　　　41, Jalan Radin Anum, Bandar Baru Sri Petaling,
　　　　　　57000 Kuala Lumpur, Malaysia.
　　　　　　Tel: (603) 9056-3833　Fax:(603) 9057-6622
　　　　　　E-mail：services@cite.my

封 面 設 計／李東記
採 訪 整 理／洪孟樊
排　　　版／新鑫電腦排版工作室
印　　　刷／卡樂印刷事業有限公司
經　銷　商／聯合發行股份有限公司
　　　　　　電話：(02) 2917-8022　傳真：(02) 2911-0053
　　　　　　地址：新北市231新店區寶橋路235巷6弄6號2樓

■ 2022年（民111）10月06日初版　　　　Printed in Taiwan

定價 500 元